DE LA

# PARALYSIE MUSCULAIRE

## PSEUDO-HYPERTROPHIQUE

OU

## PARALYSIE MYO-SCLÉROSIQUE

PAR

le Dr DUCHENNE (DE BOULOGNE).

PARIS

P. ASSELIN, SUCCESSEUR DE BÉCHET JEUNE ET LABÉ,

LIBRAIRE DE LA FACULTÉ DE MÉDECINE,

place de l'École-de-Médecine.

1868

DE LA

# PARALYSIE MUSCULAIRE

## PSEUDO-HYPERTROPHIQUE

OU

## PARALYSIE MYO-SCLÉROSIQUE

A. PARENT, imprimeur de la Faculté de Médecine, rue Mr-le-Prince, 31.

DE LA

# PARALYSIE MUSCULAIRE

## PSEUDO-HYPERTROPHIQUE

OU

## PARALYSIE MYO-SCLÉROSIQUE



PAR

le Dr DUCHENNE (DE BOULOGNE).

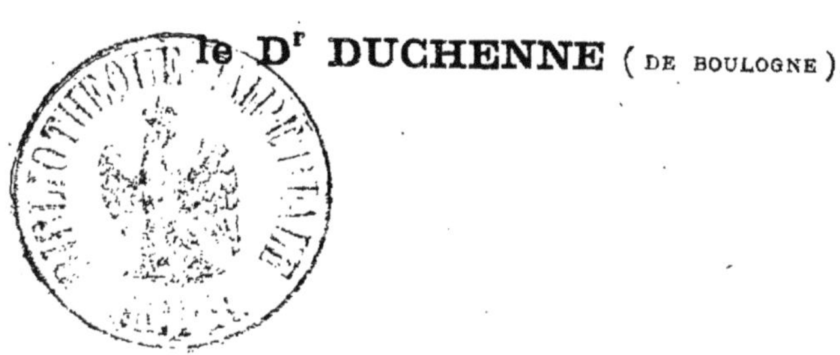

---

**Extrait des Archives générales de Médecine**
numéro de janvier 1868 et suivants.

---

PARIS

P. ASSELIN, SUCCESSEUR DE BÉCHET JEUNE ET LABÉ,

ÉDITEUR DES ARCHIVES GÉNÉRALES DE MÉDECINE.

Place de l'Ecole-de-Médecine.

1868

# TABLE DES MATIÈRES.

---

# AVANT-PROPOS.

Un homme éminent autant par son esprit que par sa science, à qui j'annonçais la description prochaine d'une nouvelle espèce morbide : la *paralysie pseudo-hypertrophique ou myo-sclérosique,* s'est écrié : « Je croyais que l'humanité était affligée d'assez de maux déjà ; je ne vous félicite pas, Monsieur, du nouveau cadeau que vous lui faites. » La sévérité de son observation critique paraissait d'autant plus fondée que ce dernier né de mes recherches cliniques était une maladie presque aussi grave que ses aînées : l'*atrophie musculaire graisseuse progressive,* l'*ataxie locomotrice progressive* et la *paralysie progressive de la langue et des lèvres.* Il est incontestable que cette nouvelle famille pathologique dont je crois avoir enrichi la nosographie, vient ajouter à la nomenclature des maux de la pauvre humanité ; cependant j'ai la conviction que la découverte de son existence ne sera pas stérile. On a dû remarquer en effet que je me suis appliqué particulièrement à décrire les caractères diagnostiques qui signalent le début de ces maladies terribles par leur pronostic à une période avancée ; c'est-à-dire que, grâce à la description que j'en ai faite, on peut les reconnaître à temps et leur appliquer ce grand précepte d'un poëte latin, applicable à la thérapeutique : *Principiis obsta,* etc. (1). Pour ce qui a trait du moins à la paralysie pseudo-hypertrophique, on verra combien il importe de la *diagnostiquer à temps;* car, — je m'empresse de le dire, — moins fatale que les autres jusqu'à ce jour, elle peut guérir dans sa première période.

---

(1) Principiis obsta, sero medicina paratur
Quum mala per longas invaluêre moras.

OVIDE.

Le diagnostic différentiel occupe une large place dans ma description, mais les questions qui y seront agitées, offriront, je n'en doute pas, un grand intrêt autant par leur nouveauté que par leur importance. En effet, des deux maladies principales de l'enfance qui peuvent être confondues avec la paralysie pseudo-hypertrophique, l'une, l'*atrophie musculaire graisseuse de l'enfance*, n'avait pas encore été décrite, et l'autre, la *paralysie atrophique graisseuse*, n'est généralement point suffisamment connue, quant à ses caractères et à sa pathogénie. Il m'a donc fallu faire la description rapide de la première et démontrer la valeur diagnostique, contestée de la seconde.

L'un des détails qui, dans mon travail, devra exciter l'intérêt de mes lecteurs, c'est l'examen sur le vivant de l'état anatomique des muscles, au point de vue du diagnostic différentiel et du pronostic de la paralysie pseudo-hypertrophique, examen rendu facile et inoffensif par l'emploi de mon *emporte-pièce histologique* (voy. fig. 24, 25, 26, 27). Grâce à ce petit instrument, il m'a été permis, pour la première fois, de compléter mon étude clinique par des recherches anatomo-pathologiques.

DE LA

# PARALYSIE MUSCULAIRE

## PSEUDO-HYPERTROPHIQUE

OU

## PARALYSIE MYO-SCLÉROSIQUE

## INTRODUCTION

### I

*Définition et dénomination de la maladie.*

La maladie que je vais décrire est caractérisée principalement 1° par un affaiblissement des mouvements, siégeant généralement, au début, dans les muscles moteurs des membres inférieurs et dans les spinaux lombaires, s'étendant progressivement, dans une période ultime, aux membres supérieurs, et s'aggravant en même temps jusqu'à l'abolition des mouvements, 2° par l'augmentation du volume soit de quelques-uns des muscles paralysés, soit de presque tous les muscles paralysés, 3° par l'hyperplasie du tissu connectif interstitiel des muscles paralysés, avec production abondante ou de tissu fibreux ou de vésicules adipeuses dans une période plus avancée.

Je propose d'appeler cette maladie *paralysie musculaire pseudo-hypertrophique*, d'après ses principaux signes cliniques objectifs, ou *paralysie myo-sclérosique*, d'après ses caractères anatomiques périphériques. Ces dénominations seront justifiées ultérieurement par l'étude de la symptomatologie, et de l'anatomie pathologique faite sur le vivant pendant le cours de la maladie. Je me servirai de préférence de la première de ces dénominations.

## II

### *Historique de mes recherches.*

La découverte de la paralysie pseudo-hypertrophique remonte au commencement de l'année 1858 ; je la dois à l'observation d'un enfant qui était atteint d'une paralysie à forme insolite, et qui fut envoyé à ma clinique civile par mon ami M. Bouvier.

Ayant recueilli, en trois années, quelques faits absolument semblables, et dont je ne connaissais pas d'analogues dans la science, je me suis cru fondé à considérer cette affection musculaire comme une espèce morbide non encore décrite et propre à l'enfance. Lorsqu'en 1861 j'en ai fait connaître les caractères cliniques principaux (1), j'ai voulu seulement attirer l'attention des observateurs sur une maladie qui me semblait devoir être rare. Fidèle à la règle de conduite que je m'étais imposée dans mes études pathologiques antérieures, je me réservais alors d'en exposer une description plus complète, sitôt qu'il me serait possible de m'appuyer sur des faits plus nombreux et mûris par le temps.

Je me félicite aujourd'hui d'avoir suivi cette marche, car les cas nouveaux que j'ai recueillis et ceux qui ont été observés en France et en Allemagne, ont dû modifier un peu mes idées sur cette maladie, surtout pour ce qui a trait à sa marche et à sa nature. Ces nouveaux faits ont cependant confirmé l'exactitude des principaux caractères cliniques que j'en avais tracés, et m'autorisent de plus en plus à la faire entrer, comme espèce morbide nouvelle, dans le cadre nosologique.

## III

### *Tableau de la maladie.*

Je vais tracer le tableau de la paralysie pseudo-hypertrophique, en relatant, dans tous ses détails, l'observation que j'avais choisie,

(1) *Électrisation localisée*, 2e édition, 1861, *paraplégie hypertrophique congénitale*, p. 364.

en 1861, comme exemple et cas type de cette même maladie. Cette observation sera exposée d'une manière plus complète et plus exacte, d'après des notes et des renseignements nouveaux donnés par la mère du jeune malade qui en est le sujet. (Les renseignements d'après lesquels j'avais précédemment exposé les antécédents de cet enfant, m'avaient été fournis par son père qui l'avait observé dans sa première enfance moins bien que sa mère.) Elle offrira en outre un intérêt plus grand, parce que, depuis la précédente relation (de 1861), j'ai pu suivre, pendant plusieurs années, la marche progressive (en extension et en aggravation) de cette paralysie pseudo-hypertrophique jusqu'à sa généralisation et sa terminaison par la mort.

Observation Ire. — *Paralysie pseudo-hypertrophique ; début dans la première enfance, par la faiblesse des membres inférieurs ; grossissement considérable, à l'âge de 7 ans, des muscles moteurs des membres inférieurs et des extenseurs de la colonne vertébro-lombaire ; généralisation progressive de la paralysie et abolition complète de tous les mouvements, à 13 ans et demi ; intelligence obtuse ; mort phthisique, à 15 ans.* — Joseph Sarrazin, demeurant à Paris, rue Rousselet, n° 7, est né bien conformé, d'une bonne constitution, sans troubles apparents dans la motilité de ses membres dont les inférieurs se sont un peu plus développés que les supérieurs. Sa mère dit que c'était un *bel enfant.* — Personne dans sa famille n'a été affecté d'une maladie analogue à celle dont il est atteint ; son frère et sa sœur, aujourd'hui âgés le premier de 14 ans et la seconde de 21 ans, sont bien portants. — Ce fut seulement lorsque, vers l'âge de 8 à 10 mois, on voulut lui apprendre à se tenir debout et à marcher, que l'on remarqua une faiblesse dans ses membres inférieurs. Si l'on essayait en effet de le mettre debout, il s'affaissait. Il ne pouvait rester un peu de temps dans un chariot sans fatigue et criait, afin qu'on le prît dans les bras. Il a commencé à marcher beaucoup plus tard que son frère et sa sœur, vers l'âge de 2 ans et demi, et encore lui fallait-il toujours un appui. Il n'a jamais pu marcher qu'en écartant les jambes, en se balançant latéralement (en se dandinant) et en se cambrant un peu. — Vers l'âge de 3 ans environ, sa mère s'aperçut que ses membres inférieurs augmentaient de volume ; son attention fut d'abord attirée sur ce point par le grossissement de ses mollets qui entraient difficilement dans ses bas, assez larges cependant peu de temps auparavant. Ce développement excessif des membres inférieurs a progressé pendant deux ans. — Depuis lors, l'état de ce garçon était resté stationnaire jusqu'au moment où il me fut présenté pour la première fois en 1858, à l'âge de 7 ans.

Fig. 1. Fig. 2.

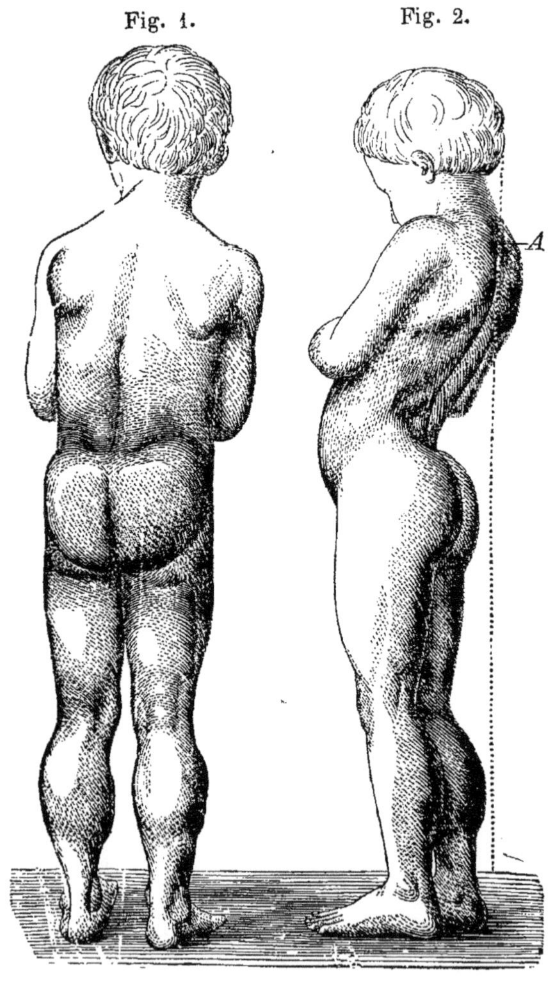


FIGURE 1, représentant, vu de dos, un garçon âgé de 7 ans, atteint de paralysie pseudo-hypertrophique, dont les muscles moteurs des membres inférieurs et les spinaux lombaires, développés démesurément, contrastent avec la maigreur des membres supérieurs.

FIGURE 2, même sujet vu de profil, destinée à montrer l'ensellure qui se produit pendant la station et la marche, et qui est l'un des caractères de la paralysie pseudo-hypertrophique.

Voici ce que j'ai alors constaté : les muscles de ses membres inférieurs et ses spinaux lombaires étaient tellement développés et faisaient un tel contraste avec ceux des membres supérieurs qui étaient grêles, que j'en fis immédiatement la photographie (voy. les fig. 1 et 2 dessinées d'après ces photographiés). Ils étaient fermes et même durs, comme hypertrophiés, et semblaient, surtout les gastrocnémiens et les spinaux lombaires, faire hernie à travers la peau amincie et distendue. — Aussi n'ai-je point été médiocrement surpris d'apprendre que ces muscles d'athlète, en apparence du moins, avaient été privés de force depuis la naissance et qu'ils étaient très-peu exercés, cet enfant ayant de la répugnance à mouvoir ses membres inférieurs et restant en conséquence presque toujours assis ou couché. Tous les mouvements de ses membres inférieurs étaient exécutés, mais la force de chacun d'eux mesurée individuellement était très-faible, à l'exception de l'extension du pied sur la jambe, qui avait conservé une grande puissance. Si, lorsqu'il était assis, on le faisait pencher en avant, il ne pouvait se redresser, bien que ses spinaux lombaires se gonflassent énormément. — Dans la station, il devait prendre un point d'appui pour ne pas tomber. Soutenu, il pouvait marcher, mais péniblement, en écartant les jambes et en inclinant, à chaque pas, le tronc du côté du membre inférieur qui reposait sur le sol. Ces exercices (la station et la marche) le fatiguaient énormément et ne pouvaient être que de courte durée. — Tous ses muscles répondaient parfaitement à l'excitation électrique. — Il existait de chaque côté un équin varus au premier degré ; dès que l'enfant voulait fléchir le pied sur la jambe, les muscles producteurs de ce mouvement entraient en action, mais leurs antagonistes, les triceps suraux déjà rétractés s'y opposaient, et le pied semblait s'étendre au lieu de se fléchir. — Les membres supérieurs, quoique maigres, comparativement aux membres inférieurs, jouissaient de toute leur motilité ; l'enfant s'en servait normalement. — L'intelligence était obtuse et la parole difficile. Les régions temporales étaient extrêmement saillantes, comme on l'observe chez certains hydrocéphales. — Rien n'a pu améliorer cet état morbide que je viens de décrire : ni la faradisation (une trentaine de séances), ni l'hydrothérapie, ni les massages, etc.

La paralysie pseudo-hypertrophique étant encore localisée dans les membres inférieurs en 1863, j'ai publié cette observation sous le titre de *Paraplégie hypertrophique* (1). Mais, vers la fin de 1863, l'affaiblissement augmenta rapidement, au point que l'enfant dut constamment garder le lit ou rester assis. Dans les premiers mois de 1864, la paralysie gagna progressivement ses membres supérieurs, où les muscles n'augmentèrent pas cependant de volume. Six mois après, sa paralysie était généralisée et ses mouvements étaient à peu près complétement abolis.

Sa santé générale a été assez bonne, et le volume excessif de ses membres inférieurs s'est conservé jusqu'en juin 1865. A dater de ce moment, ses fonctions digestives se sont dérangées ; il a eu des alternatives de constipation et de diarrhée, et ses membres inférieurs ont diminué peu à peu de volume. Enfin, en janvier 1866, il a succombé à la phthisie, dans un état de maigreur extrême, chez les Frères Saint-Jean-de-Dieu, rue de Sèvres, où on lui avait donné asile depuis 1863. Il était âgé de 15 ans. Son autopsie n'a pas été faite.

En somme, le fait clinique qui vient d'être relaté a montré : 1° une faiblesse apparaissant dès la première enfance dans les membres inférieurs où la musculature était cependant assez développée, 2° le volume des muscles affaiblis augmentant énormément, pendant un certain temps dans la seconde enfance (de l'âge de 3 ans jusqu'à 5 ans), une cambrure exagérée se formant alors dans la station ou la marche, et une déambulation difficile, caractérisée par des balancements latéraux du tronc, 3° dans une période ultime (vers l'âge de 13 ans), l'extension de la paralysie aux membres supérieurs et l'aggravation progressive de la paralysie jusqu'à l'abolition de tous les mouvements, enfin l'épuisement et la mort par la phthisie, à l'âge de 14 ans.

Tels sont, d'après le fait ci-dessus relaté, les caractères principaux de la paralysie pseudo-hypertrophique. On trouvera, il est vrai, quelques différences individuelles parmi les cas particuliers que j'ai à exposer. Ainsi, tantôt l'augmentation de volume sera limitée à un petit nombre de muscles, comme dans la figure 6, où elle ne siége que dans les gastrocnémiens, les

(1) *Loc. cit.*

fessiers et les spinaux lombaires; tantôt elle s'étendra à tous les muscles moteurs des membres inférieurs et aux spinaux lombaires, comme on l'a vu ci-dessus dans les fig. 1 et 2; tantôt enfin elle sera plus ou moins généralisée, comme dans les fig. 3, 4 et 9, où les pectoraux sont presque les seuls muscles qui ne soient pas hypertrophiés. Il existe encore des différences individuelles, quant au moment du début de la maladie qui apparaît ou à la naissance, ou dans la première enfance, ou vers l'âge de 6, 7 et 10 ans. Toutes ces différences individuelles pourront constituer des variétés; mais, au fond, le tableau de la paralysie pseudo-hypertrophique restera toujours le même, quant à l'ensemble de ses principaux symptômes et à leur mode de progression. C'est ce qui ressortira des faits cliniques que j'ai à relater dans ce mémoire.

## IV

### *Exposition des faits cliniques.*

Afin que l'on puisse voir, dans leur ensemble, les faits cliniques qui doivent former la base de cette étude pathologique, je vais exposer, à la suite du cas type précédent, ceux que j'ai recueillis plus tard dans ma clientèle, dans ma clinique civile et dans les hôpitaux. Rapporter *in extenso* tous ces faits cliniques, dont la symptomatologie et la marche sont identiques, serait abuser du temps de mes lecteurs. Je me bornerai donc à en résumer sommairement quelques-uns, et j'exposerai, avec plus ou moins de détails, seulement les observations qui offriront un intérêt particulier, ou qui pourront servir à la démonstration des propositions que j'aurai à établir. Je les rangerai dans leur ordre chronologique.

Obs. II (recueillie, en 1859, à l'hôpital des Enfants-Malades). — *Paralysie pseudo-hypertrophique, avec grossissement monstrueux des muscles des membres inférieurs, datant de la naissance; idiotisme.* — A l'époque où je donnais des soins au garçon représenté dans les figures 1 et 2, j'observais à l'hôpital des Enfants-Malades salle Saint-Jean, n° 35, service de M. Bouvier), un autre petit garçon âgé de 5 à 6 ans, dont les membres inférieurs étaient gros, dans la proportion de ceux que l'on voit dans les figures 3 et 4. Ses muscles, et surtout ses gastrocnémiens, se dessinaient en reliefs énormes à la surface de la peau qui était partout très-mince. D'ailleurs, ses membres supérieurs et son tronc étaient maigres et contrastaient avec le volume considérable de ses membres inférieurs. Je n'ai pu recueillir aucun renseignement ni sur sa famille, ni sur ses antécédents, ni sur le mode de développement de son hypertrophie apparente. J'ai appris seulement qu'il était né avec de gros membres inférieurs et qu'il n'avait jamais marché. A l'hôpital, on le voyait toujours rester au lit, car il n'avait pas même la force de se tenir assis. Les mouvements de ses membres inférieurs et supérieurs étaient encore exécutés, mais avec une extrême faiblesse. Du reste, ses fonctions générales se faisaient normalement; sa sensibilité était partout intacte; son intelligence était si peu développée qu'il était considéré comme un idiot, bien que son crâne n'en eût pas la conformation. (Il était convenu avec M. Bouvier que je photographierais ce cas extraordinaire; malheureusement une circonconstance indépendante de ma volonté est venue s'y opposer.)

Obs. III (recueillie dans ma clientèle, en 1860). — *Paralysie pseudo-hyperthrophique; début dans la première enfance, par la faiblesse des membres inférieurs; grossissement modéré des fessiers et des spinaux lombaires, de 3 ans et demi à 4 ans; généralisation de la paralysie à 11 ans, et progressivement abolition de tous les mouvements; mort de pleuro-pneumonie, à 14 ans.* — X..., âgé de 8 ans, demeurant à Paris. — Deux de ses frères morts de méningite granuleuse. — Marche tardive (à 2 ans et demi). — Faiblesse extrême des membres inférieurs; chutes fréquentes; impossibilité de courir. — Entre 3 et 4 ans, augmentation du volume des gastrocnémiens, des fessiers et des spinaux lombaires, des temporaux et des masséters. — Ensellure pendant la station debout et la marche; écartement des membres inférieurs pendant la progression; balancements latéraux et alternatifs du tronc, à chaque pas. Double équin. — Intégrité de la contractilité électro-musculaire. — Pas de douleurs ni de troubles dans la sensibilité. — Pas de convulsions, mais tête très-grosse, parole tardive et toujours difficile; très-peu d'intelligence. — Vers l'âge de 11 ans, extension de la paralysie aux membres supérieurs, sans augmentation de volume des muscles, et aggravation progressive de la paralysie, jusqu'à l'abolition à peu près complète de tous les mouvements. — Mort à 14 ans et demi, en 1864, d'une pleuro-pneumonie, mais avec conservation du volume exagéré des muscles désignés ci-dessus. (M. Potain, médecin des hôpitaux, l'a soigné dans sa dernière maladie.)

Obs. IV (recueillie en 1861, dans ma clinique civile). — *Paralysie pseudo-hypertrophique; début à 6 ans, par l'affaiblissement des membres inférieurs; grossissement énorme des mollets à 6 ans et demi, généralisation de la paralysie et abolition de tous les mouvements, à 13 ans; intelligence obtuse.* — Eugène Guérin, 9 ans, demeurant Faubourg-Saint-Martin, n° 262. — Pas de maladie semblable à la sienne dans sa famille; un frère bien portant et bien conformé. — Ayant marché normalement et de bonne heure; bonne santé habituelle. Peu d'intelligence. — A l'âge de 6 ans, affaiblissement, sans cause connue, des membres inférieurs, sans fièvre ni convulsion au début, sans altération de la sensibilité, sans production de douleurs; station et marche de plus en plus difficile et pénible, avec balancements latéraux et alternatifs du tronc et formation d'une ensellure de plus en plus prononcée, pendant la déambulation. — Cinq à six mois après, grossissement des mollets qui, en une année, ont atteint un volume énorme (voy. fig. 4); en même temps, augmentation de volume, mais à un moindre degré, des fessiers et des spinaux lombaires. — État stationnaire jusqu'en 1861, époque à laquelle le malade a été adressé à ma clinique civile par M. Bouvier. — Ni la faradisation qui a trouvé la contractilité musculaire intacte, ni le massage, ni l'hydrothérapie n'ont amélioré cet état. — Les parents de ce petit malade ayant changé de domicile, en 1865, je n'ai pu retrouver ses traces; mais j'ai appris, par son ancien concierge et par ses voisins, que, depuis 1864, il ne pouvait plus se tenir debout ni marcher, qu'il gardait constamment le lit et qu'il avait même perdu l'usage de ses membres supérieurs.

Obs. V (recueillie à Aix, en Savoie, en consultation avec M. le Dr Despine, en 1861, pendant la saison des eaux). — *Paralysie pseudo-hypertrophique; début dans la première enfance, par la faiblesse des membres inférieurs ; grossissement des mollets, à 4 ans ; peu d'intelligence.* — Garçon âgé de 7 ans et demi, ayant marché seulement à 3 ans et demi, mais difficilement, n'ayant jamais pu courir, ni monter, ni descendre un escalier, ni se redresser, lorsqu'on le penchait en avant, sans s'aider de ses mains appuyées sur ses cuisses ou sur un meuble. — Grossissement progressif des mollets, des cuisses et des spinaux lombaires, vers l'âge de 4 ans. — Ensellure dans la station debout et la marche. Écartement des jambes et oscillations latérales du tronc pendant la déambulation. — Bien portant du reste et bonne santé habituelle. Peu intelligent. —(Je n'ai plus eu de nouvelles de cet enfant.)

Obs. VI (recueillie dans ma clientèle, en 1862). — *Paralysie pseudo-hypertrophique ; début à 2 ans, par l'affaiblissement des membres inférieurs ; à 3 ans et demi, grossissement des gastrocnémiens, des fessiers et des spinaux lombaires ; à 13 ans, généralisation progressive de la paralysie, et aujourd'hui (en décembre 1867), à l'âge de 16 ans, abolition de presque tous les mouvements volontaires.* — X....., garçon, né bien conformé, d'une bonne constitution, facultés intellectuelles normales. Personne de sa famille n'a été atteint d'une maladie semblable à la sienne ; deux frères bien portants. Sa mère a eu un grand saisissement pendant sa grossesse.—Ayant bien marché jusqu'à l'âge de 2 ans et demi, époque à laquelle, sans cause connue et n'ayant eu ni convulsions ni fièvre, il se fatigua vite, tomba fréquemment pendant la progression et ne fut plus capable de courir ; bientôt on le vit écarter les jambes, se cambrer pendant la station et la marche, et incliner latéralement le tronc à chaque pas. —Vers l'âge de 3 ans à 4 ans et demi, augmentation graduelle du volume des mollets, puis des cuisses et des fesses pendant deux ans environ, tandis que les membres supérieurs conservaient leur motilité et restaient grêles. Du reste, au début de la maladie, pas de douleurs ni d'altération de la sensibilité.

Cet enfant m'a été présenté, en 1862, vers l'âge de 10 à 11 ans, accompagné d'un ami de sa famille, M. Littré, de l'Institut. Alors j'ai observé l'ensemble des troubles de la locomotion qui caractérisent la paralysie pseudo-hypertrophique localisée dans les membres inférieurs, et j'ai constaté qu'une peau très-mince recouvrait les muscles dont le volume avait augmenté, que les gastrocnémiens s'étaient développés d'une manière plus exagérée que les autres muscles des membres inférieurs, qu'ils se contractaient énergiquement sous l'influence de la volonté, que leur rétraction avait produit un équin assez prononcé, et enfin que les spinaux lombaires avaient aussi augmenté de volume. — La contractilité électro-musculaire était normale. — Aucune médication (la fadarisation, l'hydrothérapie, le massage, etc.) n'a pu ni améliorer la maladie, ni arrêter sa marche progressive.

Aujourd'hui (en décembre 1867), au moment où je rédige le résumé de son observation, M. Littré m'apprend que la paralysie a progressé en s'étendant aux membres supérieurs, sans augmenter le volume de leurs muscles, et en s'aggravant au point de ne plus permettre, depuis plus d'un an, au jeune malade, aujourd'hui âgé d'environ 15 ans, de marcher ni même de se tenir debout. L'usage de ses membres supérieurs est également aboli.

Obs. VII (recueillie, en 1862, dans ma clinique civile). — *Paralysie pseudo-hypertrophique ; début à 5 ans, à la suite d'une convulsion, par l'affaiblissement des membres inférieurs et, à un moindre degré, des membres supérieurs ; grossissement, quelques mois après, des gastrocnémiens, des fessiers, des spinaux lombaires, de l'un des deltoïdes et des temporaux ; généralisation de la paralysie et abolition des mouvements à 14 ans ; intelligence ordinaire.* — Mengeot (Félix), rue d'Argenteuil, n° 27, né bien conformé, d'une constitution délicate, ayant marché de bonne heure et normalement, habituellement bien portant, mais ayant des membres grêles. Intelligence ordinaire. — A l'âge de 5 ans, convulsions pendant quelques heures, sans fièvre, et consécutivement affaiblissement des membres inférieurs. — Quelques mois après, augmentation progressive, pendant près d'un an, du volume des mollets, des fesses et des spinaux lombaires. — Formation d'une ensellure pendant la station et la marche, avec balancements latéraux et alternatifs du tronc à chaque pas. — Vers l'âge de 6 ans, affaiblissement du mouvement d'élévation des bras, avec augmentation de volume du deltoïde droit. — Présenté à ma clinique civile en décembre 1864, à l'âge de 8 ans. Alors constatation non-seulement des faits précédents, mais aussi de l'hypertrophie apparente des muscles temporaux, s'ajoutant à celle des autres muscles ci-dessus nommés. — En outre, diminution de la contractilité électro-musculaire dans les muscles paralysés. — En 1865, examen microscopique de plusieurs portions des gastrocnémiens et des deltoïdes, enlevées à l'aide de mon emporte-pièce histologique (1). — Aujourd'hui, en juin 1867, ce jeune garçon, âgé de 11 ans, vit encore, mais ses membres inférieurs et supérieurs sont entièrement paralysés.

Obs. VIII (recueillie, en 1862, à l'hôpital des Enfants-Malades, rue de Sèvres, service de M. H. Roger). — *Paralysie pseudo-hypertrophique ; début à l'âge de 2 ans et demi, par l'affaiblissement des membres inférieurs, consécutivement à des convulsions, chez un garçon qui avait marché bien et de bonne heure ; quelques mois plus tard, pseudo-hypertrophie des gastrocnémiens, et un peu moindre des fessiers et des spinaux lombaires ; en 1862, intégrité de la contractilité électro-musculaire ; en 1863, extension de la paralysie aux membres supérieurs qui s'atrophient, et diminution considérable de la contractilité électro-musculaire ; en 1865, abolition de tous mouvements volontaires, mais persistance de la pseudo-hypertrophie dans quelques muscles ; intelligence ordinaire ; mort par la phthisie en 1866.* — Wilhem (Louis-Florian), né bien constitué, ayant marché de bonne heure. — A l'âge de 2 ans et demi, convulsions pendant vingt-quatre heures, sans cause connue, et consécutivement affaiblissement progressif des muscles moteurs des membres inférieurs et des extenseurs du tronc. — Écartement des jambes pendant la station et la marche, balancements latéraux et alternatifs du tronc pendant la déambulation. — Quelques mois après, augmentation du volume des mollets, des fesses, et un peu moindre des cuisses. — En 1862, séjour pendant six mois à l'hôpital des Enfants-Malades, salle Saint-Louis, n° 12 (service de M. Roger), où l'on constate l'ensemble des phénomènes précédents ; en outre, maigreur des membres supérieurs, comparativement aux membres inférieurs, bien qu'ils aient conservé leur motilité. — Intégrité de la contractilité

(1) J'exposerai la description et la figure de cet instrument, quand je ferai connaître les résultats de mon examen microscopique, dans le paragraphe où il era question de l'anatomie pathologique de cette maladie.

électro-musculaire. — Du 25 décembre 1863 au 21 novembre 1864, second séjour aux Enfants-Malades, dans le même service; alors extension de la paralysie aux membres supérieurs qui s'atrophient, au lieu d'augmenter de volume comme aux membres inférieurs. — Diminution considérable et, dans quelques régions, abolition de la contractilité électro-musculaire. — En 1865, paralysie complète et généralisée de la motilité, et cependant, persistance de l'augmentation de volume de quelques muscles, contrastant avec l'atrophie des membres supérieurs. — Intégrité de l'intelligence; pas de fièvre dans le cours de la maladie. — Mort par la phthisie, en juillet 1866.

Obs. IX (recueillie dans ma clientèle, en 1863). — *Paralysie pseudo-hypertrophique à sa première période; début à 7 ans et demi; Guérison.* — X....., garçon, né bien conformé, d'une bonne constitution et d'une bonne santé habituelle, atteint vers l'âge de 7 ans et demi, en février 1863, sans cause connue, sans fièvre et sans convulsions, d'affaiblissement des membres inférieurs, affaiblissement plus prononcé, à droite avec balancements latéraux et alternatifs du tronc et écartement des jambes pendant la déambulation. — Trois ou quatre mois plus tard, augmentation légère du volume des mollets. — En septembre 1863, lorsque je suis appelé à soigner ce jeune malade, je constate l'ensemble des symptômes caractéristiques de la paralysie pseudo-hypertrophique; mais l'hypertrophie apparente est légère et limitée aux gastrocnémiens; l'ensellure, pendant la station et la marche, est modérée (son père affirme qu'elle a augmenté). — Guérison en six mois, sous l'influence de l'hydrothérapie, du massage et de quelques excitations faradiques.

Obs. X (recueillie dans ma clientèle, en 1862). — *Paralysie pseudo-hypertrophique; début dans la première enfance, par la faiblesse des membres inférieurs; à l'âge de 4 ans, grossissement des mollets et de quelques autres muscles des membres inférieurs; contractilité électro-musculaire normale; en 1866, extension de la paralysie aux membres supérieurs qui paraissent atrophiés comparativement aux membres inférieurs; en 1867, abolition à peu près complète de tous les mouvements; santé générale cependant assez bonne.* — X..., garçon, né bien conformé, mais avec une tête d'un volume exagéré, jouissant de tous ses mouvements. — Ayant commencé à marcher à 17 mois, mais tombant souvent et se relevant difficilement; n'ayant jamais pu courir comme les autres enfants; pendant la station debout, impossibilité de se pencher en avant, sans appuyer ses mains sur ses cuisses.—Pendant la progression, écartement des jambes, balancements latéraux et alternatifs du tronc et cambrure.—Vers l'âge de 4 ans, grossissement des mollets, qui attire l'attention des parents et va en augmentant pendant une année, tandis que les autres muscles des membres inférieurs se développent normalement. — Pas de douleurs ni de convulsions. — Plusieurs fièvres éruptives légères dans la première enfance.

Le 10 novembre 1862, je suis appelé par mon honorable confrère, M. Hubert Valleroux, à donner des soins à cet enfant, alors âgé de 8 ans, et dont l'état ci-dessus décrit est resté stationnaire depuis longtemps. Je constate alors, outre les troubles fonctionnels déjà décrits, que ses gastrocnémiens sont énormes et durs, qu'ils font hernie à travers une peau mince, et que ses fessiers et ses spinaux lombaires sont aussi assez gros; que ses membres supérieurs sont comparativement grêles, mais qu'ils jouissent de leur motilité; — que la contractilité électro-musculaire est partout normale. — Puis, mesurant la force des mouvements volontaires partiels des membres inférieurs, pendant que le petit malade est couché, je trouve une grande faiblesse de flexion de la cuisse sur le bassin, d'extension de la jambe sur la cuisse et de flexion du pied sur la jambe, l'extension du pied sur la jambe et sur la cuisse étant comparativement puissante. — Enfin les deux pieds présentent un équin varus avec griffe des orteils. — Santé générale bonne et intelligence précoce. — Rien n'a pu améliorer cet état : ni la faradisation, ni l'hydrothérapie, ni les massages, ni enfin d'autres médications internes, par la strychine, l'huile de foie de morue, l'iodure de potassium, etc. Bien au contraire, la paralysie a suivi sa marche progressive, en s'aggravant et en s'étendant aux membres supérieurs, où le volume des muscles n'a pas augmenté. Aujourd'hui, en novembre 1867, ce pauvre enfant, presque entièrement privé de mouvements, reste constamment couché ou assis. Le volume des muscles hypertrophiés a notablement diminué. Sa santé générale s'étant bien conservée, tout espoir n'est pas encore perdu.

Obs. XI (recueillie, en 1865, dans ma clientèle). — *Paralysie pseudo-hypertrophique. Début à l'âge de 10 ans, par l'affaiblissement des membres inférieurs ; plus tard, grossissement des mollets et des fesses ; double équinisme ; contractilité électro-musculaire diminuée état stationnaire depuis 6 ans ; facultés intellectuelles très-développées.* — Mlle X..., née bien conformée, d'une forte constitution, d'une bonne santé habituelle; facultés intellectuelles bien développées. — Ayant marché tardivement, n'ayant jamais joui d'une aussi grande agilité que ses compagnes pour courir ou sauter, et tombant fréquemment. — A l'âge de 10 ans, sans cause connue, sans fièvre, sans troubles dans l'état général, affaiblissement progressif des membres inférieurs, au point de rendre difficile et fatigante, en quelques semaines, la marche qui a lieu avec écartement des jambes et balancements latéraux et alternatifs du tronc. — Plus tard, augmentation considérable du volume des mollets et puis formation d'une ensellure pendant la station debout. — Double équinisme avec griffe des orteils. — Enfin, difficulté extrême pour monter un escalier, pour se relever étant assise, pour se redresser, lorsqu'elle était debout et que le tronc était infléchi sur le bassin. — État stationnaire depuis plusieurs années, lorsque Mlle X... m'est présentée en décembre 1865, et, outre les phénomènes morbides précédents, je constate que la contractilité électro-musculaire a diminué dans les muscles moteurs des membres inférieurs. — Du reste, santé générale excellente. — Les traitements les plus variés n'ont pu modifier cet état.

Obs. XII (recueillie à l'hôpital Sainte-Eugénie, en mai 1867).— *Paralysie pseudo-hypertrophique généralisée. Début dans la première enfance, par la faiblesse générale, principalement des membres inférieurs ; grossissement énorme des masses musculaires, vers l'âge de 3 ans ; contractilité électro-musculaire diminuée ; intelligence obtuse.*

*Nota.* — Le petit garçon dont l'histoire va être exposée, se trouve dans le service de M. Bergeron, qui a eu l'obligeance de m'inviter à venir l'observer à l'hôpital Sainte-Eugénie. Mon savant ami a fait une communication très-intéressante sur ce cas extraordinaire à la Société médicale des hôpitaux (séance du 24 mai 1867). Je vais en reproduire la relation fort bien écrite, telle qu'elle a été publiée dans *l'Union médicale*, et j'ajouterai, en notes, quelques renseignements nouveaux ; ils m'ont été fournis par une personne qui a vu fréquemment cet enfant, pendant tout le temps qu'il est resté éloigné de sa mère. — Les figures linéaires (fig. 3, 4 et 9) qui le représentent ont été dessinées d'après mes photographies.

« Le sujet, dit M. Bergeron, est un enfant de 10 ans; son père est fort, robuste, mais ne présente aucune anomalie du genre de celle qu'on observe chez l'enfant; sa mère est également bien portante; abandonnée par le père de cet enfant, elle s'est mariée depuis lors avec un autre individu et a eu plusieurs enfants parfaitement conformés. Elle a nourri son premier né jusqu'à 7 mois; c'était alors un très-bel enfant et il est resté tel depuis son sevrage prématuré, en dépit de l'alimentation très-grossière à laquelle il a été soumis. A 2 ans, l'enfant commençait à être remarqué pour sa grosseur, mais il ne marchait pas encore; c'est à cette époque que sa mère a dû le mettre à la campagne dans sa famille; depuis lors elle ne l'a vu qu'à de longs intervalles et ne peut donner sur les progrès de son infirmité que des détails très-incomplets; elle sait seulement qu'à 26 mois il a commencé à marcher et que peu à peu il est arrivé à marcher comme les enfants de son âge, mais toujours d'une manière gauche (1). Quoi qu'il en soit, jusqu'à l'âge de 8 ans, les mouvements étaient restés assez faciles pour que l'enfant pût aller chaque jour à l'école, à 1 kilomètre de sa demeure; puis, peu à peu, la marche est devenue plus difficile, à mesure que les membres, toujours très-volumineux, prenaient un développement insolite; enfin, depuis un an environ, les mouvements sont devenus à peu près

---

(1) Une dame chez laquelle la mère de ce garçon était en service, et qui avait placé sa fille en nourrice dans la famille où il avait été envoyé, a pu l'observer, pendant plusieurs années, toutes les fois qu'elle allait voir son enfant. Voici les remarques qu'elle a faites et qu'elle m'a communiquées : A l'âge de 2 ans, les membres et le tronc de ce garçon, qui étaient un peu gros depuis sa naissance, n'avaient cependant pas dépassé les proportions naturelles. C'était un si bel enfant, quant à ses formes générales, qu'elle désirait que sa fille pût se développer dans les mêmes proportions. C'est seulement vers l'âge de 4 ans que ses mollets commencèrent à grossir d'une manière sensible. Un peu plus tard, elle remarqua que ce développement excessif se montrait dans toutes les régions du corps et produisait à la surface de sa peau des reliefs de plus en plus considérables. Cependant sa déambulation n'en était pas devenue plus difficile. Cette déambulation d'ailleurs était et avait toujours été singulière. En effet, debout ou pendant la marche, il lui fallait écarter les jambes et se renverser en arrière pour trouver son équilibre; il *se dandinait* en marchant; il n'avait jamais pu courir comme les autres enfants, ni monter un escalier; il tombait souvent. Le penchait-on un peu en avant, il ne se redressait qu'en s'aidant de ses mains accrochées à un meuble ou appuyées sur ses cuisses. Malgré son grossissement progressif général, il a pu faire d'assez longues marches jusqu'à l'âge de 8 ans.

impossibles, à ce point que, lorsque l'enfant tombe, il est complétement incapable de se relever; tout ce qu'il peut faire sur un terrain uni, c'est de parcourir un espace de quelques mètres et encore avec une peine extrême; une particularité à noter, c'est qu'il ne peut marcher quand on le tient par le bras ou la main; seul et livré à lui-même, il se tire mieux d'affaire, en ce sens qu'il opère à volonté les mouvements qui lui sont nécessaires pour se maintenir en équilibre (1).

«Ainsi qu'on le voit, toutes les masses musculaires (fig. 2 et 3), à l'exception des pectoraux (voy. fig. 9), présentent un volume véritablement monstrueux pour l'âge de l'enfant, qui rappelle très-exactement l'hercule Farnèse et les études de musculature de Michel-Ange. Les muscles de la face paraissent avoir subi la même altération et fonctionner aussi mal que ceux des membres, et c'est en partie à cette circonstance qu'il faut attribuer sans doute le peu d'expression de la physionomie.

« Dès mon premier examen, je fus frappé, non-seulement du volume extraordinaire des muscles, mais encore de leur dureté, même à l'état de repos; en les pressant, je retrouvais l'impression que produit au palper la peau qui est le siége du sclérème chez l'enfant ou l'adulte, et cette impression, en même temps que cette impuissance de muscles en apparence si forts, me firent penser que ce n'était pas le muscle lui-même qui était hypertrophié, mais que plus probablement le tissu conjonctif des muscles était le siége de cette hypertrophie et d'une induration plus ou moins analogue au sclérème; enfin que la paralysie était due à l'écartement des fibres musculaires elles-mêmes, par le tissu cellulo-graisseux anormalement développé; or, l'examen microscopique, ainsi que je le montrerai tout à l'heure, a justifié, je crois, ma manière de voir.

« Remarquez combien les attaches sont fines, comme les tendons se détachent nettement, comme les articulations sont li-

(1) Ces mouvements sont principalement ceux d'inclinaison latérale et alternative du tronc, qui, à chaque pas, s'infléchit vers le membre appliqué sur le sol. — Le verbe *se dandiner* exprime parfaitement cette manière de marcher. — J'ajouterai que, pendant la station et la marche, ce garçon ne pouvait conserver son équilibre qu'en se cambrant fortement, comme on le voit dans la figure 2, tandis que, lorsqu'il était assis, sa cambrure disparaissait entièrement.

bres et comme le squelette est bien en rapport avec l'âge du sujet, la peau est mince d'ailleurs, souple, et en aucun point on ne trouve de bourrelets graisseux ; c'est donc bien dans les masses musculaires seulement que l'hypertrophie existe.

« La contractilité électrique est certainement affaiblie, mais enfin elle persiste. Aucun trouble fonctionnel d'ailleurs ; l'enfant se porte à merveille ; son intelligence est certainement peu développée, mais ce n'est pas un idiot ; il connaît ses lettres et sait parfaitement compter les sous qu'on lui donne et pour lesquels il a une passion violente.

« J'ajoute ce dernier détail : qu'il pèse 34 kilog. » (1).

Obs. XIII (recueillie dans ma clinique civile, en 1867). — *Paralysie pseudo-hypertrophique ; début à 6 ans, par l'affaiblissement des membres inférieurs ; traitée dans la première période ; guérison.* — Marie Ruals, âgée de 6 ans et demi, demeurant boulevard Poissonnière, n° 10, née bien conformée, s'est bien portée dans sa première enfance, bien qu'elle soit d'une constitution délicate. Elle a marché tardivement (vers l'âge de 2 ans) ; cependant elle était arrivée à remplir cette fonction assez bien ; on remarquait seulement qu'elle était moins agile que les autres enfants, surtout pour courir, et que ses membres étaient grêles. Son intelligence était précoce. Vers l'âge de 4 ans et demi à 5 ans (en avril 1866), elle a commencé à faire des chutes fréquentes, pendant la marche qui devint de plus en plus fatigante, ainsi que la station ; bientôt elle put à peine faire quelques pas ; il fallait la porter et elle était incapable de monter une seule marche d'escalier. Puis, on remarqua que, pour se tenir debout, de même que pour marcher, elle écartait fortement ses jambes, et que, si on les lui faisait rapprocher, pendant la déambulation, elle était moins solide ou tombait ; qu'en marchant elle se dandinait, ce qui n'avait pas eu lieu auparavant, et qu'elle se renversait en arrière. Un autre fait avait frappé la mère de cette enfant : c'est que, depuis ledébut

(1) Il faut ajouter aussi que cet enfant n'a pas eu de fièvre, ni de douleurs, ni de troubles quelconques de la sensibilité dans le cours de sa maladie, et que ses fonctions générales se sont toujours bien accomplies. — J'exposerai les résultats des recherches anatomo-pathologiques faites sur ce sujet, quand j'aurai à étudier l'anatomo-pathologie de la paralysie pseudo-hypertrophique.

de l'affaiblissement de ses membres inférieurs, ses jambes et ses cuisses, qui étaient grêles, s'étaient développées peu à peu en quelques mois, au point de contraster par leur volume avec la maigreur de ses membres supérieurs.

En mai 1867, un an après le début de cet affaiblissement des membres inférieurs, cette petite fille me fut adressée et recommandée par M. Ad. Richard, chirurgien des hôpitaux, qui avait été comme moi frappé de ce développement assez prononcé des membres inférieurs, coexistant avec leur affaiblissement progressif. J'ai constaté alors tous les troubles fonctionnels des membres inférieurs ci-dessus décrits: l'écartement des jambes dans la station et la marche, et le renversement du tronc en arrière, l'inclinaison latérale et alternative du tronc pendant la déambulation. Tous les mouvements des membres inférieurs étaient exécutés, mais avec une extrême faiblesse. Lorsque cette enfant était assise par terre, elle se relevait difficilement; pour y parvenir, elle se mettait, comme on dit, à quatre pattes, posait ses mains sur ses genoux, les faisait remonter alternativement le long de ses cuisses, et arrivait ainsi, mais péniblement, à se redresser complétement. — C'est ainsi que procèdent tous les enfants dont les spinaux lombaires sont affaiblis ou paralysés, ainsi qu'on l'a vu dans les observations précédentes. — Quant au volume des membres inférieurs, il était loin d'atteindre les proportions ordinaires de la paralysie pseudo-hypertrophique arrivée à une période plus avancée. C'était une assez forte musculature en apparence, mais sans exagération, qui dessinait des reliefs à travers une peau mince; seulement, comme je l'ai déjà dit, elle contrastait avec la maigreur des membres supérieurs. — La contractilité électro-musculaire était partout normale. J'ajouterai, pour compléter cette relation, que cette enfant n'avait éprouvé aucun trouble dans la sensibilité (ni douleurs profondes, ni hyperesthésie, ni anesthésie cutanée), et que sa santé générale était bonne.

J'ai fait l'examen microscopique de plusieurs petites portions de ses gastrocnémiens, dans le but d'éclairer mon diagnostic et surtout mon pronostic. Cet examen a été favorable à ce pronostic. (J'en ferai connaître la raison par la suite.)

J'ai fait faradiser ses muscles affaiblis, deux ou trois fois par semaine, avec un courant à intermittences rares; des lotions froides et courtes ont été faites chaque matin sur tout le corps, suivies de frictions et de massages qui excitaient la réaction; de l'huile de foie de morue et une boisson amère édulcorée avec du sirop de gentiane ont été administrées.

Après quelques mois de ce traitement, les forces sont complétement revenues dans les muscles moteurs des membres inférieurs qui ont fonctionné à peu près normalement, pendant la station et la marche. L'enfant monte bien les escaliers et commence à courir. Quelques semaines encore de ce traitement suffiront, j'espère, pour compléter et assurer la guérison.

## V

*Index bibliographique des nouveaux cas de paralysie pseudo-hypertrophique, publiés depuis mes premières recherches sur cette maladie.*

Les cas de paralysie pseudo-hypertrophique qui ont été publiés depuis la première relation clinique que j'en ai faite, en 1861 (1), et qui n'ont pas été observés par moi, sont au nombre de quinze. En voici l'indication bibliographique :

1er cas de M. le professeur Schutzenberger (de Strasbourg), publié par Spielmann (*Gazette médicale de Strasbourg*, 1862, nº 5).

2e cas de M. Jaksch, publié par M. Kaulich (*Prager Vierteljahrschrift*, 1862, t. LXXIII).

3e cas de M. H. W. Berend (*Berliner allgemeine medizinische Centralzeitung*, 1863, nº 9).

4e cas de MM. Eulenburg et Cohnheim (Ergebnisse der anatomischen Untersuchung eines Falles von sogenannter Muskelhypertrophie.— *Verhandl. d. Berliner med. Ges*., t. I, 101-205, 1863).

5e et 6e cas de M. A. Wernich, Fall von Muskelhypertrophie. *Klin. zü Kœnigsberg* (*Deutsches Arch. f. Klin. med.*, t. II, 232-241, 1864).

7e cas de M. le professeur Oppolzer (de Vienne), publié par M. de Stofella (*Medizinische Jahrbücher*, 1865).

8e cas de M. le professeur Griesinger (*Archiv für Heilkunde*, 1865).

(1) *Loc. cit.*

9e, 10e, 11e, 12e cas (dans la même famille) de M. A. Heller, Klinische Beobachtungen über die bisher als Muskelhypertrophie beizeichnete : lipomatosis luxurians musculorum progressiva. — Observations cliniques sur la lipomatose, désignée jusqu'alors sous le nom d'*hypertrophie musculaire* (*Deutsches Archiv f. Klin. med.*, t. I, 616-629, 1865).

13e, 14e et 15e cas (dans la même famille) de M. Seidel (*Die atrophia musculorum lipomatosa*, dite hypertrophie musculaire, *Centralblatt*, 1867, p. 666).

Je devrais peut-être ajouter aux précédents trois cas dont l'observation est bien antérieure aux miens, et qui appartiennent à la paralysie pseudo-hypertrophique. Mais l'observateur distingué, M. Edw. Meryon, qui en a exposé la relation (1), les ayant évidemment confondus avec l'atrophie musculaire progressive, je dois me réserver d'en discuter le diagnostic différentiel, avant de les ranger ici parmi les cas de paralysie pseudo-hypertrophique précédents.

En somme, si l'on ajoute aux faits que j'ai observés ceux qui ont été publiés en Allemagne, on compte vingt-huit cas de paralysie pseudo-hypertrophique, recueillis en dix ans, qui pourraient former la base d'une histoire complète de cette maladie (2).

Mais désirant supporter seul la responsabilité de la description que je vais exposer, je ne la ferai que d'après l'ensemble des faits observés et dont j'ai pu analyser moi-même tous les symptômes. Quant aux faits cliniques dont je n'ai pu être témoin, je les rappellerai ou j'en discuterai seulement les détails qui confirmeront ou infirmeront mes propres observations.

---

(1) Edward Meryon, *On granular or fatty degeneration of the voluntar muscles* (*Medico-chirurgic. Transact.*, t. XXXV, p. 72, 1852), et *Société royale de médecine et de chirurgie*, séance du 13 novembre 1866.

(2) M. Lockhart Clarke, le célèbre histologiste de Londres, qui a doté la science de nombreux et importants travaux sur l'anatomie normale et pathologique du système nerveux, et que j'ai conduit à l'hôpital Sainte-Eugénie à l'époque de son passage à Paris (en octobre 1867), pour observer le petit malade de M. Bergeron (obs. XII, fig. 3, 4 et 9), m'a fait l'honneur de communiquer un résumé de mon mémoire sur la paralysie pseudo-hypertrophique à la Société pathologique de Londres, dans sa séance du 15 novembre 1867. Dans la séance suivante, un membre de cette société savante a présenté deux enfants atteints de la même maladie.

## Article Ier

### SYMPTOMATOLOGIE. — MARCHE, DURÉE, TERMINAISON.

(*Légende de la planche I. — Voy. ci-contre.*)

Fig. 3. Paralysie pseudo-hypertrophique chez un garçon de 10 ans vu de dos, avec développement monstrueux et général des muscles (ce qui donne au sujet des formes athlétiques exagérées). — Fig. 4. Même sujet vu de profil; montrant son ensellure pendant la station et la marche. — Fig. 5. Hercule Farnèse, idéal de la force physique dans la statuaire antique), dont la musculature, qui est l'imitation parfaite de la nature, est cependant loin d'égaler la musculature monstrueuse de l'enfant paralytique, représenté dans les fig. 3 et 4. — Fig. 6. Paralysie pseudo-hypertrophique chez un garçon de 7 ans, avec grossissement des gastrocnémiens, des fessiers et des spinaux lombaires. — Fig. 7. Polysarcie chez un garçon de 11 ans, datant de la naissance (à comparer à fig. 3). — Fig. 8. Atrophie musculaire graisseuse progressive de l'enfance, qui a débuté à 7 ans par l'orbiculaire des lèvres et par quelques muscles de la face, et qui, à 14 ans, a détruit successivement une grande partie des muscles des membres supérieurs et du tronc.

Les phénomènes morbides principaux que j'ai vu apparaître régulièrement, dans le cours de la paralysie pseudo-hypertrophique, chez les enfants ou chez les adolescents dont je viens de rapporter les observations, peuvent, d'après la marche de la maladie, être désignés et rangés de la manière suivante : 1° Affaiblissement des membres inférieurs, au début ; 2° balancements latéraux du tronc et écartement des jambes, pendant la déambulation ; 3° ensellure (lordose) dans la station debout et la marche ; 4° équinisme avec griffe des orteils ; 5° hypertrophie musculaire apparente ; 6° état stationnaire ; 7° généralisation et aggravation de la paralysie. Comme ces phénomènes morbides sont les symptômes principaux de la maladie que j'ai à décrire, je vais exposer successivement l'étude de chacun d'eux.

### § 1er.

#### *Affaiblissement des membres inférieurs au début.*

Chez presque tous mes petits malades, l'affaiblissement des membres inférieurs a marqué le début de la paralysie pseudo-hypertrophique. Ce symptôme attire vite l'attention de la famille ou du médecin, lorsqu'il se manifeste à une époque où

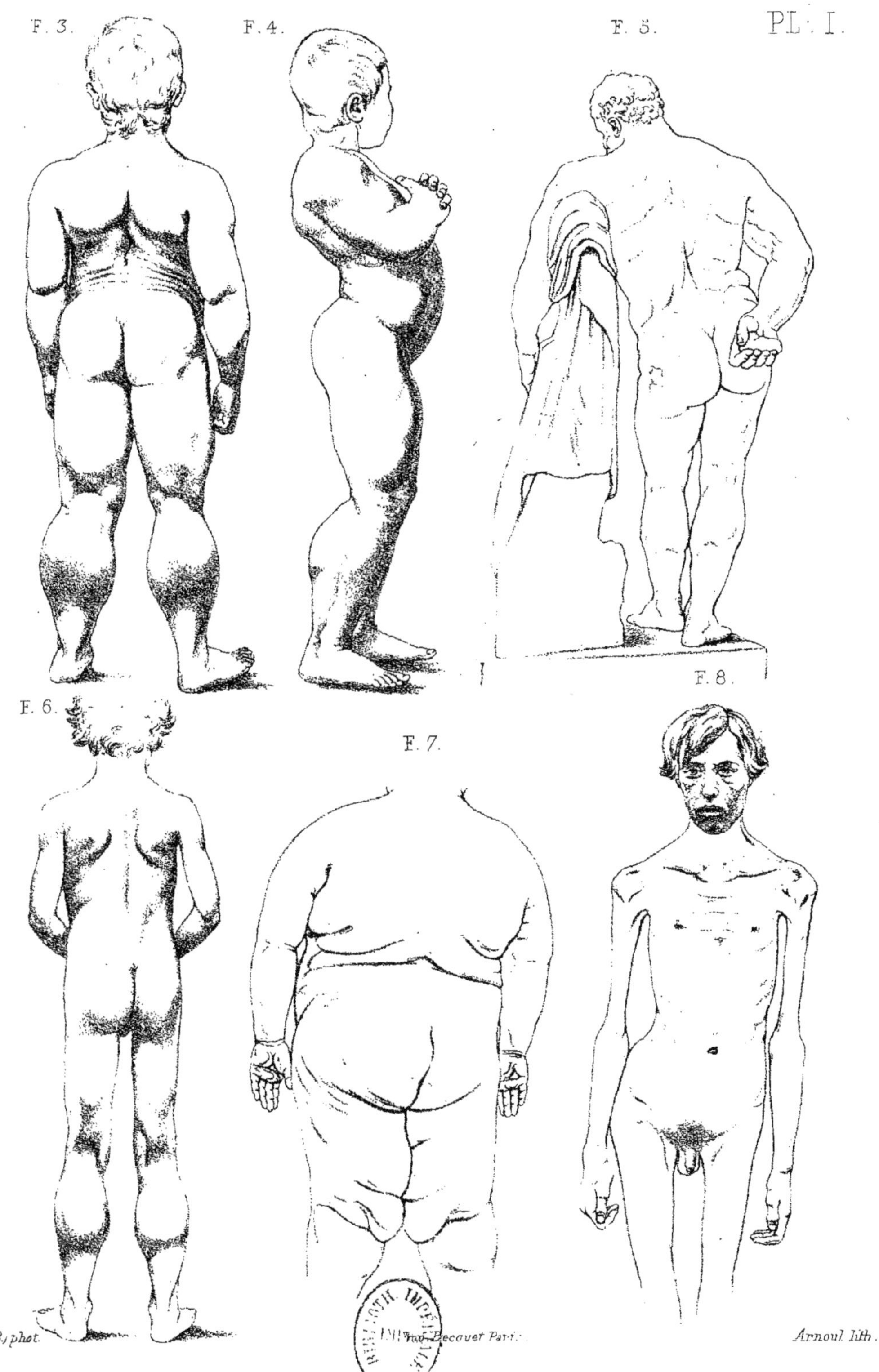
PL: I.
F. 3.
F. 4.
F. 5.
F. 6.
F. 7.
F. 8.
ne (de B.) phot.
Imp. Becquet Paris.
Arnoul lith.

l'enfant a déjà bien marché. Alors, sans douleurs et sans fièvre préalables (voy. obs. IV, XI, XIII) (1), ou quelquefois à la suite de convulsions (voy. obs. VII, VIII), l'enfant se fatigue vite dans la station ou la marche; bientôt il tombe fréquemment; il court difficilement ou ne peut plus courir; enfin, il ne veut plus marcher et se fait porter. Ces seuls signes ne sauraient certainement caractériser la maladie dont nous nous occupons, mais ils peuvent en faire craindre le début.

Si la paralysie pseudo-hypertrophique apparaît dans la première enfance, avant que les enfants aient déjà marché, comme dans les observations I, II, VI, XI, le moment de son début est difficile, pour ne pas dire impossible à saisir. Tout d'ailleurs concourt à tromper les familles et même les médecins. On a vu, en effet, dans les observations ci-dessus relatées, que les enfants qui en avaient été atteints à cet âge, n'avaient eu, au début, ni fièvre, ni convulsions, ni douleurs; que leur santé générale n'en avait éprouvé aucun dérangement notable; que, dans leurs berceaux ou dans les bras de leurs nourrices, ils paraissaient jouir de leur motilité normale; que c'étaient, en un mot, de beaux enfants dont les mères étaient fières. Cependant lorsque, vers l'âge de 10 à 12 mois, on avait essayé de les faire tenir debout, on avait remarqué qu'ils s'affaissaient; ou bien, les avait-on placés dans des chariots, afin de les exercer à la marche, ils n'avaient pas remué instinctivement leurs jambes pour progresser; ils s'y étaient bientôt fatigués et avaient pleuré pour qu'on les prît dans les bras. Enfin ils n'avaient commencé à se tenir debout et à marcher que vers l'âge de 2 ans et demi à 3 ans; et encore avait-il toujours alors fallu qu'on les tînt par la main ou qu'ils s'appuyassent sur un meuble. Ces troubles fonctionnels de la locomotion auraient certes dû préoccuper les familles de ces enfants. Cependant tout le monde avait été rassuré par le beau développement de leurs membres inférieurs qui alors n'offraient rien

(1) Dans le cas de MM. Eulenburg et Cohnheim, la maladie a débuté à l'âge de 5 ans, sans cause connue, par l'affaiblissement des membres inférieurs, la marche ayant été jusqu'alors normale.

Dans les cas de MM. Griesinger et Jaksch, la faiblesse de la motilité paraît avoir existé également, à un degré peu prononcé, il est vrai, dans la première enfance. On verra par la suite que, dans les cas de M. Edw. Meryon, la maladie a aussi débuté dans la première enfance.

d'exagéré dans leur grosseur. Personne n'avait pu croire que des muscles qui en apparence jouissaient d'une nutrition aussi riche, pussent être atteints de paralysie. Ce fut seulement lorsqu'apparurent les phénomènes morbides que j'exposerai dans les paragraphes suivants, que cet état des enfants commença à inquiéter les familles.

## § II.

### *Écartement des jambes. — Balancements latéraux du tronc pendant la déambulation.*

Les enfants atteints d'affaiblissement des membres inférieurs, dans la maladie dont il est ici question, ne tardent pas à les écarter peu à peu, pendant la déambulation et même pendant la station (voy. fig. 1, 3, 6 et 11).

Veut-on alors les leur faire rapprocher, ils marchent difficilement ou ils tombent. Cet écartement instinctif des jambes, qui assure mieux l'équilibre en agrandissant la base de sustentation, ne me paraît pas occasionné, dans ces cas, seulement par la faiblesse des membres inférieurs. Je ne l'ai pas en effet observé, à ce degré du moins, dans d'autres maladies, chez des enfants dont les membres inférieurs étaient encore plus affaiblis.

En même temps que les enfants écartent les jambes, pendant la déambulation, ils inclinent, à chaque pas, le tronc du côté où ils posent le pied sur le sol, sans pouvoir l'empêcher. Il en résulte qu'ils marchent en se dandinant. Ces inclinaisons latérales et alternatives du tronc, pendant la marche, sont produites par la faiblesse des muscles moyen et petit fessiers. (J'ai expliqué ailleurs le mécanisme de ce trouble fonctionnel) (1).

Il est vrai que ces balancements latéraux du tronc s'observent aussi chez l'enfant qui commence à marcher normalement; mais ils sont très-peu prononcés et ne tardent pas à disparaître, tandis que, dans la maladie que je décris, ils vont en augmentant et durent tout le temps de la maladie. Je ne les ai jamais observés chez les enfants atteints des autres espèces

(1) *Physiologie des mouvements* démontrée à l'aide de l'expérimentation électrique et de l'observation clinique, 1866, p. 340, n° 321.

de paralysies : aussi me paraissent-ils devoir être considérés comme l'un des caractères principaux de la paralysie pseudo-hypertrophique.

## § III.

### *Ensellure pendant la station et la marche.*

L'un des symptômes les plus constants de la paralysie pseudo-hypertrophique, c'est la formation, seulement pendant la station et la marche, d'une courbure lombo-sacrée. Précédée, dans les premiers temps de la maladie, par un léger renversement du tronc en arrière, comme dans l'observation XIII, elle se prononce de plus en plus, jusqu'à produire une espèce d'ensellure ou de lordose lombaire (voy. fig. 2 et 4).

Cette ensellure présente des caractères qu'il importe de bien connaître; je vais les décrire. Chez tous les jeunes malades dont j'ai rapporté précédemment les observations et qui présentaient une forte courbure lombo-sacrée, pendant la station debout, un fil à plomb (A, B, fig. 2), tombant de l'apophyse épineuse située sur le plan le plus postérieur, passait à une distance plus ou moins grande de la face postérieure du sacrum. Cette attitude du tronc, dans laquelle la ligne de gravité se trouve ainsi portée en arrière, ou, en d'autres termes, passe en arrière du promontoire, pendant la station, était évidemment produite par la faiblesse des extenseurs principaux de la colonne vertébrale (les spinaux lombaires). En effet, dès que je voulais empêcher le renversement du tronc en arrière, au moment où ces enfants se tenaient debout, le corps tombait en avant, sans qu'ils pussent l'empêcher, et ils ne pouvaient se redresser qu'à l'aide de leurs mains appuyées successivement sur leurs jambes et sur leurs cuisses, jusqu'à ce qu'ils fussent arrivés à la rectitude.

J'ai déjà démontré, à l'aide de faits cliniques, que cette ensellure, avec renversement du tronc en arrière, s'observe toutes les fois que les spinaux lombaires sont atrophiés ou paralysés (voyez, par exemple, la figure 9 qui représente un adulte dont les spinaux lombaires sont atrophiés). Cette attitude est alors nécessaire à l'équilibration, pendant la station debout; en effet, les malades renversent ainsi leur tronc en arrière, afin d'en faire

(Fig. 9.) (Fig. 10.)

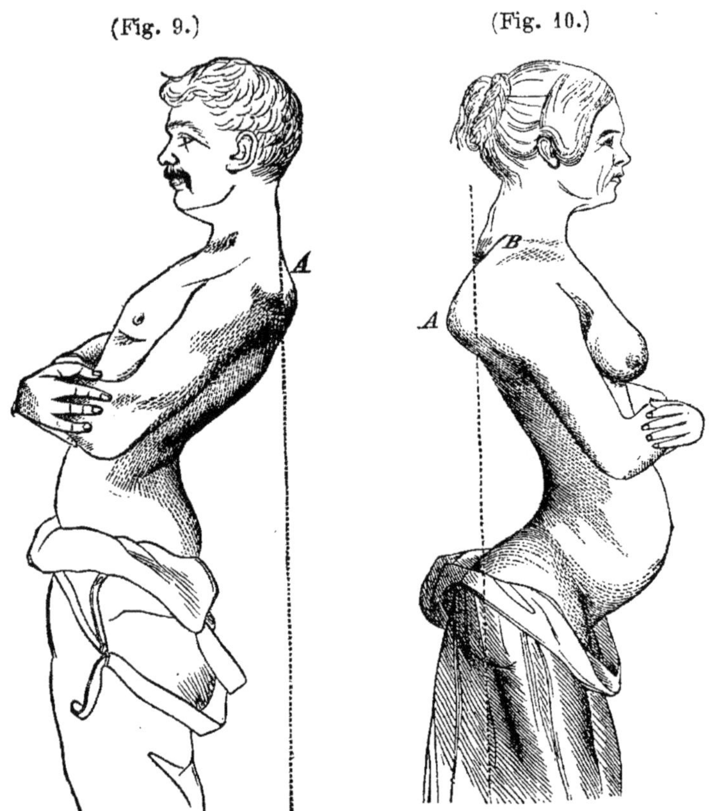


*Fig.* 9 et 10. — Attitudes différentes du tronc (ou lordoses) produites par l'atrophie ou des muscles sacro-spinaux ou des muscles de l'abdomen. — La figure 9 représente un sujet chez lequel les sacro-spinaux sont atrophiés. Dans la station debout, il se renverse de manière que la ligne de gravité du corps tombe en arrière du sacrum, comme cela est indiqué par la ligne ponctuée de cette figure. Lorsqu'il veut se tenir plus droit, son tronc tombe en avant, sans qu'il puisse se redresser, et cela par le fait de l'absence d'action des extenseurs du tronc. (Comparer cette figure aux figures 2 et 4 qui représentent l'attitude des enfants atteints de paralysie pseudo-hypertrophique.) — Dans la figure 10, la malade a perdu presque tous les muscles de l'abdomen, et son tronc est courbé en arrière par leurs antagonistes, les sacro-spinaux qui sont intacts. Il en résulte que, pendant la station debout, elle porte la ligne de gravité en avant, comme l'indique la ligne ponctuée, afin d'en faire supporter tout le poids aux extenseurs du tronc, qui jouissent de toute leur force. — Cette femme a eu une atrophie musculaire de l'enfance, qui a débuté par quelques muscles de la face (l'orbiculaire des lèvres et les zygomatiques) dans sa seconde enfance, et qui a atteint les muscles du tronc et des membres supérieurs à l'âge de 12 ou 13 ans.

porter le poids par les muscles fléchisseurs de la colonne vertébrale (les muscles de l'abdomen). J'ai appelé cette déformation du tronc pendant la station : *lordose paralytique des spinaux lom-*

*baires*, en opposition avec une autre espèce de lordose qui est occasionnée par la faiblesse relative des muscles de l'abdomen (voy. fig 10), et que j'ai désignée sous le nom de *lordose paralytique des muscles abdominaux.* — J'ai exposé ailleurs le mécanisme de ces deux attitudes différentes du tronc (1).

## § IV.

### *Équinisme.*

L'équin bilatéral est l'un des symptômes constants de la paralysie pseudo-hypertrophique. Il n'apparaît pas dans les premiers temps de la maladie. Il est d'abord peu prononcé, puis il augmente, en général, progressivement et arrive lentement à un tel degré que le talon repose difficilement sur le sol, pendant la station. Alors il prend la forme de l'équin varus. Le pied se creuse par le fait de l'augmentation de la voûte plantaire, et les premières phalanges sont placées dans une extension exagérée sur les têtes des métatarsiens, tandis que les deux dernières sont infléchies; ce qui donne aux orteils la forme d'une griffe. Cette déformation du pied ressemble à celle que l'on observe dans l'équin produit par la contracture ou la rétraction du triceps sural.

Cet équinisme est-il produit par la contracture primitive du triceps sural ou par une rétraction musculaire consécutive à la prédominance d'action des extenseurs du pied sur les fléchisseurs? On verra par la suite que la solution de cette question intéresse aussi le diagnostic différentiel de la paralysie pseudo-hypertrophique. Autrefois (en 1861) l'équinisme que l'on observe dans la paralysie pseudo-hypertrophique me paraissait analogue à celui qui se développe dans l'enfance consécutivement à la méningite cérébrale ou cérébro-spinale. Je m'empresse de dire que je me suis trompé; après un examen plus attentif sur un plus grand nombre de sujets, je reconnais aujourd'hui qu'il est uniquement dû, dans la paralysie pseudo-hypertrophique, à la prédominance énorme d'action des extenseurs du pied sur les fléchisseurs. J'ai en effet constaté, dans ces cas, que l'ex-

(1) *Loc. cit.*, p. 716, nos 651 et 655.

tension du pied se faisait assez puissamment, et qu'au contraire sa flexion avait lieu avec une extrême faiblesse, ce qui avait dû produire la rétraction des extenseurs du pied. En outre, ces équins étaient irréductibles; ce qui les distingue des équins par contractures, que l'on observe dans les affections cérébrales.

## § V.

### *Hypertrophie musculaire apparente.*

(*Légende de la planche II. — Voyez ci-contre.*)

Fig. 11. Sujet (représenté dans les fig. 3 et 4), vu de face, montrant ses pectoraux atrophiés, quoique tous ses autres muscles soient, en apparence, hypertrophiés.— Fig. 12, 13, 14. Faisceaux primitifs à 45 diam., provenant de sujets atteints de paralysie hypertrophique à différents degrés, montrant la quantité considérable de tissu connectif et fibroïde interstitiel, au degré le plus avancé dans les deux dernières. — Fig. 15, 16, 17, 18. Mêmes faisceaux à 200 diam. montrant la finesse de la striation, comparativement à l'état normal représenté dans la fibre 19. — Fig. 20, 21, 22. Différents degrés de la dégénérescence graisseuse de la fibre musculaire. — Fig. 23. Montrant la nécrobiose de la fibre musculaire en *a*, et la prolifération d'éléments du tissu fibreux en *b*.

Le phénomène morbide dont je vais exposer l'étude, étonne toujours le médecin qui, pour la première fois, le voit coexister avec l'affaiblissement des mouvements : je veux parler de l'augmentation du volume des muscles producteurs de ces mouvements. Il est vrai que si cette espèce d'hypertrophie musculaire apparente est limitée à quelques muscles, comme par exemple dans la figure 6, où l'on remarque le volume énorme des mollets d'un jeune garçon atteint de paralysie pseudo-hypertrophique, on pourrait, au premier abord, l'attribuer à une tuméfaction des parties voisines de ces muscles ou à l'existence d'une tumeur quelconque, ou enfin à l'hypertrophie de l'élément fondamental du muscle lui-même. Telles sont du moins mes premières impressions. Mais, lorsque j'ai constaté que les gastrocnémiens faisaient hernie à travers une peau mince et que leur masse avait augmenté seule de volume, j'ai abandonné les deux premières hypothèses; et puis, lorsque je les ai vus, pendant leur contraction volontaire, durcir et former de beaux reliefs à la manière des muscles d'athlètes, j'ai été porté à croire, j'en conviens, ou à l'existence d'une hypertrophie des fibres musculaires, ou à une augmenta-

Archives générales de médecine, Janvier à Mai 1868.

PL. II.

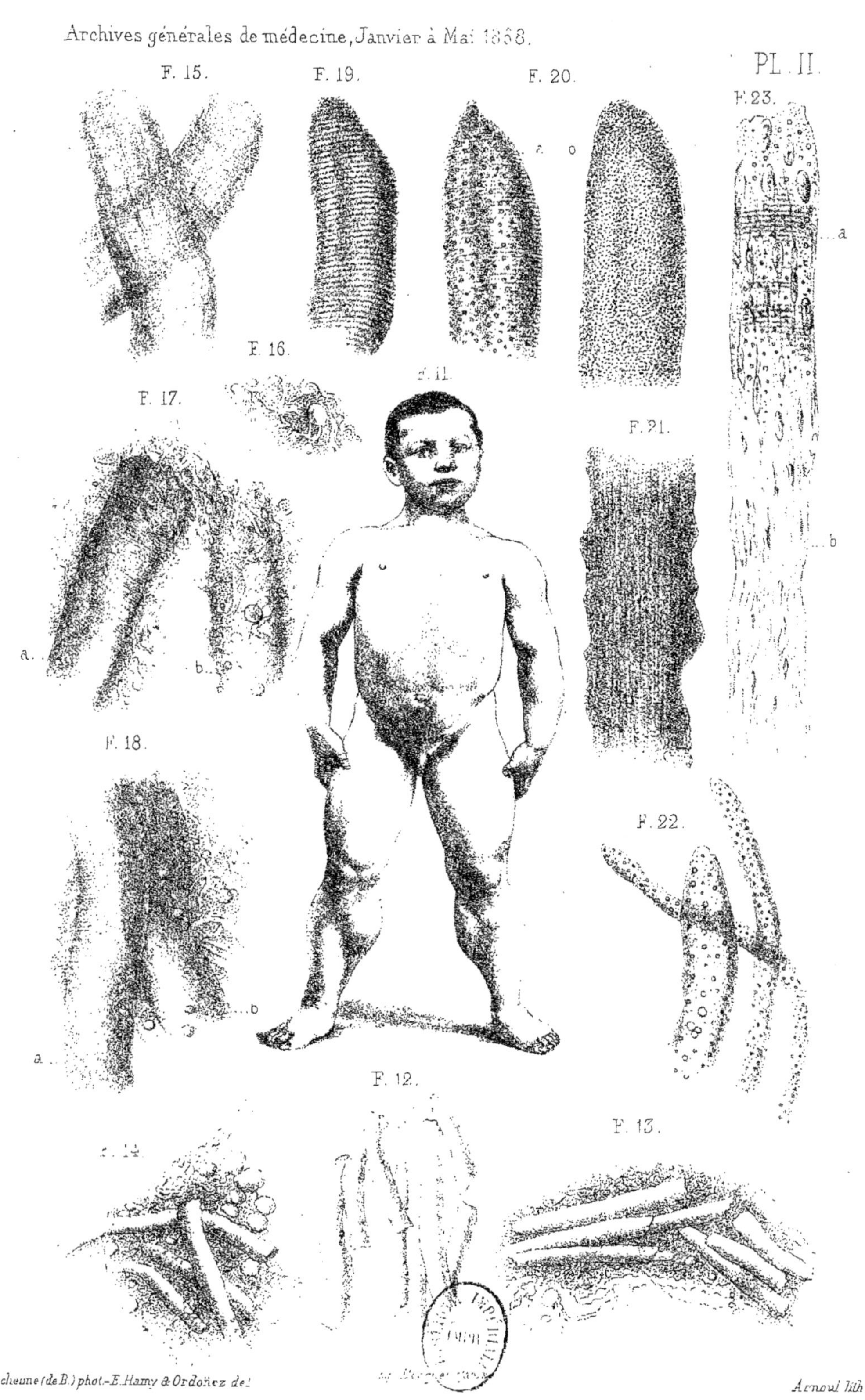


Duchenne (de B.) phot.-E. Hamy & Ordoñez del.

Arnoul lith.

tion de leur nombre. Avec cette pensée, et surtout lorsque je me suis trouvé en présence d'un enfant dont tous les muscles moteurs des membres affaiblis avaient été envahis par cette hypertrophie musculaire apparente, ainsi que je l'ai rencontré dans le premier cas qui s'est offert à mon observation (voy. fig. 1 et 2, obs. I), je ne prévoyais pas primitivement que cet enfant pût être atteint d'une maladie grave; j'aimais à partager les illusions de la mère qui montrait avec une sorte d'orgueil les membres volumineux de son enfant. Qui aurait deviné, à la vue de l'autre garçon de 10 ans, dont les membres et le corps présentent des formes athlétiques (voy. fig. 3, 4 et 11, obs. XII), qui aurait, dis-je, prévu que cette richesse excessive de la musculature accompagne toujours une paralysie qui progresse en général fatalement? C'est cependant ce que m'a appris l'observation clinique, et ce que je démontrerai bientôt.

Il importe d'examiner : à quel moment de la maladie apparaît l'hypertrophie musculaire apparente; dans quels muscles elle se développe le plus ordinairement; si elle siége toujours dans tous les muscles paralysés, et si le degré de la paralysie est en raison directe de l'augmentation exagérée du volume des muscles.

1° N'ayant pu jusqu'à ce jour assister, dans presque aucun cas, au début de la paralysie pseudo-hypertrophique, n'ayant observé cette maladie qu'à une période déjà assez avancée, alors que l'affaiblissement des mouvements des membres inférieurs coexistait avec l'augmentation plus ou moins considérable des masses musculaires, j'ai dû, sur ce point, de même que pour ce qui a trait aux premiers phénomènes de paralysie, m'en rapporter au dire des parents de mes petits malades. Or, il ressort des informations que j'ai prises sur ce sujet, que, dans la plupart des cas observés jusqu'ici, l'hypertrophie musculaire proprement dite apparaît plus ou moins de temps après le début de l'affaiblissement des mouvements (1).

---

(1) Ce fait important a été signalé dans deux des cas publiés en Allemagne. Ainsi on lit dans l'observation de M. Opolzer, rapportée par M. Stoffella : « R. Sch..., âgé de 13 ans, a toujours joui d'une bonne santé. En février 1862, il a été atteint de variole et a gardé le lit pendant trois semaines. Huit jours après s'être rétabli, il eut la rougeole qui le retint de nouveau alité pendant quinze

J'entends par l'hypertrophie apparente proprement dite, dont j'ai à traiter, une augmentation excessive du volume des muscles, sous l'influence, ainsi qu'on le verra plus tard, de l'hyperplasie de leur tissu connectif interstitiel; mais je ne comprends pas dans cet ordre de phénomènes morbides, le simple grossissement en masse des membres inférieurs, que l'on a vu rester plus ou moins longtemps dans des proportions naturelles, chez la plupart de nos malades, pendant la période paralytique du début. Je rappelle, comme preuve à l'appui de cette assertion, que la musculature de la petite fille de l'observation XIII (p. 22), qui auparavant était généralement grêle, avait pris un beau développement dans les membres inférieurs, vers l'âge de 5 ans, justement pendant qu'ils s'affaiblissaient. J'ai suivi ce phénomène avec la plus grande attention; je me réserve de rendre compte de l'examen microscopique de ses muscles vivants. Je dois, par anticipation, dire que leur tissu interstitiel n'offrait pas la lésion anatomique qui caractérise l'hypertrophie apparente proprement dite, dont je vais exposer l'étude.

2° En 1861, époque à laquelle j'ai publié le cas type représenté

---

jours; il se rétablit bien de cette nouvelle maladie et retourna à l'école. Mais quinze jours s'étaient à peine écoulés, quand on remarqua que l'enfant paraissait être gêné dans l'exécution de certains mouvements, et notamment dans la marche qui s'accompagnait d'un mouvement très-marqué de gauche à droite. De même, l'enfant ne pouvait s'asseoir sur une chaise par un mouvement lent; il se laissait tomber brusquement sur son séant. *A cette époque, les muscles ne présentaient dans leur apparence extérieure rien qui s'éloignât de l'état normal; mais on ne tarda pas à remarquer que les jambes de l'enfant augmentaient rapidement de volume, sans qu'il y éprouvât la moindre sensation douloureuse.* On le fit admettre alors à la clinique du professeur Opolzer. C'est un garçon d'une constitution vigoureuse et ayant acquis amplement le développement que comporte son âge. *En l'examinant, on est frappé tout d'abord par le volume énorme des muscles des deux mollets, qui est plus que le double de celui que comporterait la taille de l'individu. Lorsque ces muscles se contractent, les têtes des gastrocnémiens se gonflent et forment deux tumeurs ayant presque les dimensions d'un poing.....* (*Medizinische Jahrbücher*, 1865.)

M. Eulenburg rapporte aussi (voy. page 98) que l'hypertrophie n'apparut qu'à l'âge de 10 ans, dans les muscles moteurs des cuisses, des jambes et surtout des gastrocnémiens, et dans les triceps brachiaux de son sujet, chez lequel la maladie avait débuté à l'âge de 5 ans par un affaiblissement des membres inférieurs, suivi un peu plus tard d'oscillations latérales, d'écartement des jambes et de lordoses, pendant la station et la marche.

dans la figure 1 et 2, les autres observations de paralysie pseudo-hypertrophique que j'avais recueillies, offraient un ensemble de caractères analogues : même affaiblissement dans les mouvements des membres inférieurs et du tronc, et mêmes troubles fonctionnels; ainsi, ensellure pendant la station debout et la marche, balancements latéraux du tronc pendant la déambulation; en outre, la masse des gastrocnémiens et des spinaux lombaires était, chez tous, d'une grosseur démesurée, et les autres muscles des membres inférieurs, sans offrir le même gonflement que dans les figures 1 et 2, étaient un peu plus développés qu'à l'état normal.

Mais l'observation ultérieure m'a démontré bientôt que, dans cette maladie, le volume des masses musculaires n'est pas toujours, ainsi que je l'avais déduit de mes premiers faits, localisée dans les membres inférieurs, et dans certains muscles moteurs du tronc.

Le premier fait qui m'a éclairé sur ce point s'est présenté à mon observation en 1862. C'était un petit garçon chez lequel l'hypertrophie, après avoir été précédée, vers l'âge de 5 ans, par l'affaiblissement des membres inférieurs et supérieurs, avait atteint les gastrocnémiens, les fessiers, les spinaux lombaires et l'un des deltoïdes (voy. obs. VII) (1).

Le fait clinique que M. Bergeron a eu l'obligeance de me faire observer dans son service de l'hôpital Sainte-Eugénie (voy. obs. XII), et que, en raison de son importance et de sa rareté, j'ai photographié de dos, de profil et de face (voy. fig. 3, 4 et 11), montre que l'hypertrophie musculaire apparente peut se généraliser bien plus encore. On voit, en effet, qu'à l'exception de ses pectoraux, de ses grands dorsaux et de ses sterno-mastoïdiens, elle a envahi tous les muscles des membres, du tronc, et même ceux de la face, surtout les temporaux.

Ce cas est des plus remarquables, non-seulement par la géné-

---

(1) Chez trois des malades observés en Allemagne, l'un des deltoïdes ou ces deux muscles étaient, de même que les gastrocnémiens, anormalement développés et plus ou moins incapables de se contracter sous l'influence de la volonté. On a vu aussi plus haut que, chez le malade de M. Eulenburg, l'hypertrophie existait à la fois dans les muscles moteurs des membres inférieurs et dans les triceps brachiaux.

ralisation de l'hypertrophie musculaire, mais aussi par le degré et l'uniformité de cette hypertrophie. En effet, le volume de ses masses musculaires est énorme et bien plus considérable que dans les autres cas (voyez comparativement les figures 3, 4, 11, et les figures 1, 2 et 6).

Ses muscles, régulièrement développés, font de tels reliefs à travers sa peau, que ses membres présentent des formes herculéennes. Vu de face ou de profil, tel que je l'ai photographié dans les figures 4 et 11, on dirait un lutteur fièrement campé, défiant un rival (1).

Au milieu de la richesse apparente de sa musculature générale, cet individu, de même que ceux que j'ai vus atteints de la

---

(1) M. Bergeron a fait remarquer combien les attaches, chez son petit malade, sont fines, comme les tendons se détachent nettement, comme les articulations sont libres et comme le squelette est bien en rapport avec l'âge du sujet; que sa peau est mince d'ailleurs, souple, et qu'en aucun point on ne trouve de bourrelets graisseux.— J'ajouterai que, s'il n'était pas si fortement ensellé, ses proportions laisseraient peu à désirer, et qu'il pourrait servir de modèle à une certaine école, pour représenter un Hercule enfant.

On lit encore dans l'observation de M. Bergeron : « Toutes les masses musculaires, à l'exception des pectoraux, présentent un volume véritablement monstrueux pour l'âge de l'enfant, *qui rappelle très-exactement l'Hercule Farnèse et les études de musculature de Michel-Ange* » Mon honorable confrère, dont je connais le goût parfait en esthétique, m'avait cependant dit en me présentant son petit malade : *c'est la charge de l'Hercule Farnèse* (voyez la figure 5, pl. I, comparativement aux figures 3 et 4, pl. I, et 11, pl. II). Si cette expression, parfaitement juste, ne se retrouve pas dans son observation, il ne faut l'attribuer qu'à un oubli. »

L'Hercule Farnèse est l'idéal de la force physique dans la statuaire antique. On lui reproche seulement la petitesse de sa tête (qui peut-être représente une intelligence bornée au service de la force physique); sa musculature est admirable de proportions et surtout de naturel. (On ne saurait se faire une idée de la beauté de cet antique, d'après la figure au trait qui le représente, dans cette planche. J'ai pensé qu'il était trop connu pour en faire un dessin plus fini.) Ce serait méconnaître sa beauté esthétique, que de lui comparer la musculature monstrueuse du paralytique hypertrophique, représenté dans les figures 3, 4 et 11. Ce faux Hercule enfant rappelle seulement l'école de Michel-Ange, qui entraîné par la puissance de ses conceptions, avait la prétention de représenter la force physique mieux que la nature, par l'exagération de la musculature, exagération que son génie seul pouvait faire pardonner. — L'observation pathologique vient apprendre aujourd'hui que ce développement excessif de la musculature est un signe de faiblesse. Bientôt l'anatomie pathologique montrera que ces reliefs musculaires, en apparence si redoutables, sont principalement formés par des muscles *farcis* de tissu connectif et fibroïde interstitiel.

même maladie, offre l'un des caractères constants de la paralysie pseudo-hypertrophique, à savoir, l'amaigrissement de quelques muscles, contrastant avec le développement excessif des autres. Ses muscles grands pectoraux et grands dorsaux sont en effet atrophiés, comme je l'ai déjà dit. On le reconnaît facilement par l'exploration électrique, par le toucher et aussi par la convexité du diamètre transversal de la face antérieure et supérieure de son thorax (voy. fig. 11), qui devrait au contraire présenter, dans cette région, une surface plane, si les reliefs des grands pectoraux avaient leur développement normal.—Chez les autres petits malades, la maigreur des membres supérieurs contrastait avec le volume excessif des membres inférieurs (voyez fig. 1 et 2) ou de quelques-uns d'entre eux (voy. fig. 6).

3° Celui qui n'aurait observé que des cas analogues à ceux qui sont représentés dans les figures 1 et 2, serait en droit de conclure que, dans la paralysie pseudo-hypertrophique, tout muscle affaibli doit augmenter plus ou moins de volume.

Cette proposition pouvait être déduite des faits que j'avais recueillis jusqu'en 1861 ; mais, depuis lors, j'ai rencontré des sujets chez lesquels l'affaiblissement musculaire était plus ou moins généralisé, presque dès le début, bien que l'hypertrophie musculaire fût limitée aux muscles du mollet et aux spinaux lombaires.

On en a vu un exemple remarquable dans l'observation IV. Dans ce cas, l'affaiblissement musculaire s'était déclaré vers l'âge de 6 ans, sans cause connue, dans les membres inférieurs, et s'était bientôt généralisé ; l'ensellure était très-prononcée, pendant la station et la marche, et cependant les muscles du mollet seuls étaient énormément développés. Les spinaux lombaires, les fessiers, et quelques-uns des fléchisseurs de la jambe sur la cuisse me paraissaient aussi un peu plus gros qu'à l'état normal. Quant aux autres muscles, ils avaient évidemment perdu un peu de leur volume.

J'ai même remarqué plusieurs cas dans lesquels les muscles du mollet et les spinaux lombaires étaient seulement un peu plus développés qu'à l'état normal (voy. obs. VI, IX et XIII); je n'ai pas hésité à les ranger dans l'espèce morbide que je décris, parce qu'ils présentaient l'ensemble des autres symptômes qui concourent à la constituer (affaiblissement progressif des membres inférieurs, ensellure, balancements latéraux du tronc pendant la marche). Mon diagnostic et mon pronostic n'ont été que trop justifiés par la suite, dans l'un de ces cas (Obs. V), car aujourd'hui la paralysie est généralisée et la motilité entièrement abolie.

Il me reste à signaler un fait clinique qui démontre que, dans la maladie dont il est ici question, le degré de paralysie n'est pas en raison directe du degré de l'hypertrophie musculaire apparente. On a remarqué sans doute que, dans tous les cas relatés précédemment, les muscles du mollet (les gastrocnémiens) no été les plus hypertrophiés. Si donc l'affaiblissement des mouvements devait être en raison dircte de l'exagération du volume des muscles qui les produisent, l'extension du pied aurait dû se faire plus faiblement que sa flexion dont les agents étaient relativement beaucoup moins développés. Or on observe tout le contraire, car tous mes malades pouvaient étendre puissamment le pied, et le relevaient au contraire avec une faiblesse extrême.

De plus, la prédominance de force tonique de leurs gastrocnémiens sur leurs antagonistes (les fléchisseurs du pied) était telle, qu'elle avait produit, chez tous, l'équinisme avec la griffe des orteils qui en est la conséquence, équinisme qui, je l'ai démontré ci-dessus, est aussi l'un des caractères de la paralysie pseudo-hypertrophique.

Il ressort, en somme, de ce qui précède, que dans cette maladie, tous les muscles paralysés ne sont pas toujours envahis par l'hypertrophie apparente, et que le degré de la paralysie n'est pas en raison directe de cette hypertrophie (1).

---

(1) M. Griesinger a exprimé à peu près la même opinion sur le fait clinique dont il a publié l'observation : « Quant à l'altération même des muscles (à l'hypertrophie musculaire), dit-il, je la considère comme une altération très-avancée de la maladie, comme une phase de son développement, et peut-être même *comme un processus terminal*, car une foule d'autres muscles, qui paraissent d'un volume normal ou presque normal, étaient également malades, vu la diminution plus ou moins considérable de leurs forces. » (*Archiv für Heilkunde*, 1865.)

## § VI.

### *État stationnaire (période d'état).*

Les symptômes que je viens de décrire successivement, marchent en progressant, pendant un an ou deux. En effet, on voit augmenter à la fois la difficulté de la marche, l'écartement des jambes, la cambrure et les balancements latéraux du tronc, pendant la progression; enfin les muscles dans lesquels siége l'hypertrophie musculaire apparente, arrivent progressivement à un développement ou moyen, ou excessif, comme dans les figures 1, 2, 3, 4, 8 et 11.

A ce degré, la maladie reste stationnaire, en général, pendant plusieurs années; du moins la plupart des jeunes sujets se trouvaient depuis quelque temps dans cet état qui n'a pas changé pendant un, deux et trois ans encore, et quelquefois jusqu'à une adolescence plus ou moins avancée. Cependant, comme la santé générale de ces enfants est bonne, leurs parents, en voyant leurs formes athlétiques, ne doutent pas de leur guérison prochaine : chez tous, j'ai trouvé cette illusion.

## § VII.

### *Généralisation et aggravation de la paralysie.*

Après ce temps d'arrêt, la maladie entre dans une nouvelle et dernière phase qui vient dissiper les illusions des familles. L'affaiblissement des membres inférieurs augmente en effet progressivement, au point que les jeunes malades ne peuvent plus se tenir debout; les muscles des membres supérieurs se paralysent à leur tour en masse.

Dans la période précédente, nous avons vu les muscles des membres inférieurs dans lesquels siégeait la paralysie, augmenter bientôt de volume, en plus ou moins grand nombre. Il n'en est plus de même dans cette dernière phase de la maladie, car les membres supérieurs, nouvellement envahis par la paralysie, loin de grossir, s'amaigrissent au contraire; quelques-uns de leurs muscles même s'atrophient (voy. obs. VII).

Enfin, après avoir vécu encore un ou deux ans dans un état de marasme et d'impotence, ces enfants sont enlevés par une maladie intercurrente.

## § VIII.

### *Quelques autres phénomènes morbides. — État général.*

#### A. *Phénomènes morbides cérébraux.*

A l'origine de mes recherches, mes petits malades m'avaient tous présenté les mêmes troubles fonctionnels cérébraux, à des degrés divers. Ils avaient eu la parole tardive; leur intelligence était obtuse, quelquefois presque jusqu'à l'idiotie. — J'ai rapporté (obs. II) un cas de paralysie pseudo-hypertrophique congénitale, recueilli en 1860, dans lequel l'enfant était idiot (1). — Ayant toujours vu cet ensemble de troubles intellectuels marcher parallèlement avec la paralysie pseudo-hypertrophique, je m'étais cru fondé, en 1861, à attribuer cette maladie principalement à un état morbide de l'encéphale. Je reviendrai sur cette question de pathogénie dans cette maladie; cependant je dirai de suite que j'ai dû abandonner cette hypothèse, parce que, dans un certain nombre de cas, aucun phénomène morbide cérébral ne s'est montré dans le cours de la maladie.

#### B. *État de la contractilité électro-musculaire.*

Les résultats de l'exploration électro-musculaire ont été des plus contradictoires. Je m'empresse de reconnaître que, primitivement, ils m'ont complétement induit en erreur. Mes premières observations de paralysie pseudo-hypertrophique m'avaient en effet toujours montré l'intégrité de la contractilité électro-musculaire. La seule déduction que l'on pût en tirer, c'était que, dans cette maladie, la contractilité électro-musculaire restait

---

(1) Chez le malade de M. Schutzenberger (de Strasbourg), le développement des facultés intellectuelles laissait à désirer (*loc. cit.*). — En outre, M. Benedic a observé, dans un cas d'idiotie, l'hypertrophie musculaire apparente, notamment aux extrémités inférieures, avec abolition de la contractilité électro-musculaire (*Wiener Medizinalhalle*, 1864, n° 37).

normale. Lorsque j'ai exprimé cette opinion, en 1861, il était sous-entendu que je devais faire quelques réserves sur ce point, puisque je me proposais alors de faire la description de cette maladie, seulement après avoir soumis mes observations au contrôle du temps et après avoir recueilli de nouveaux faits cliniques.

Le hasard seul avait réuni ma première série de faits, car je n'ai pas tardé à observer des cas dans lesquels la contractilité électro-musculaire était diminuée à des degrés divers (voy. observ. VII, VIII et XII). Dans l'un de ces cas (obs. VIII), j'ai même constaté que cette propriété musculaire était normale à une certaine période de la maladie, et profondément altérée à une période plus avancée.

Des faits analogues ont été constatés par d'autres observateurs (1). — J'essaierai plus tard d'expliquer ces variations dans l'état de la contractilité électro-musculaire.

### C. *État de la colorification et de la circulation.*

Je déclarerai que rien, après l'examen le plus attentif, n'avait, dans mes premières recherches sur la paralysie pseudo-hypertrophique, attiré particulièrement mon attention sur cette question. Je ne la soulèverais pas aujourd'hui si, depuis lors, des observateurs excellents n'avaient dit avoir rencontré des cas de paralysie pseudo-hypertrophique dans lesquels la température des membres abdominaux était plus basse que celle des membres thoraciques, et dont la coloration bleuâtre annonçait, selon eux, un trouble dans la circulation capillaire (2). On verra par la

---

(1) Dans la plupart des cas observés en Allemagne, on a constaté que la contractilité électro-musculaire était abolie ou plus ou moins amoindrie dans les muscles hypertrophiés. Elle a été trouvée normale jusqu'à la mort, dans le cas de M. Eulenburg.

(2) La peau des extrémités inférieures présentait une coloration rouge marbrée, chez le malade de M. Schutzenberger. — Elle était rouge bleuâtre, et sa température était abaissée aux cuisses, chez celui de M. Berend. — Chez le malade de M. Griesinger, la peau des extrémités inférieures, depuis les orteils jusqu'au bassin, présentait aussi presque toujours une coloration anormale : c'était tantôt une teinte rosée, tantôt une coloration rouge plus foncée, et alors la température de la peau des extrémités inférieures était plus élevée que celle du tronc. Cette coloration se produisait surtout lorsque le malade faisait de vains efforts pour

suite que ce fait a donné lieu à des considérations intéressantes sur la pathogénie de cette maladie.

Examinée à l'aide du thermomètre, la température des membres inférieurs, affaiblis et hypertrophiés, a été trouvée normale chez des nouveaux malades que j'ai eus à observer. La coloration de leur peau n'annonçait pas non plus un trouble appréciable dans la circulation capillaire.

### D. *État général.*

Il est remarquable que, pendant le cours de la paralysie pseudo-hypertrophique, les malades n'aient accusé aucune douleur, aucune souffrance, qu'il n'y ait pas eu d'altération dans la sensibilité des membres paralysés (ni hyperesthésie, ni anesthésie cutanée ou profonde), et que les fonctions de la vessie et du rectum soient restées intactes. Enfin, la santé générale s'est toujours bien conservée pendant plusieurs années, et ne s'est altérée que vers la fin de la dernière période de cette maladie.

## § IX.

### *Marche, durée, terminaison.*

La marche, la durée et la terminaison de la paralysie pseudo-hypertrophique sont élucidées déjà par l'étude symptomatologique que je viens d'exposer. C'est pourquoi les courtes considérations dans lesquelles je vais rentrer, ne sont qu'une sorte de résumé du paragraphe précédent.

La paralysie pseudo-hypertrophique offre, dans sa marche, trois périodes : 1° une période d'affaiblissement des mouvements; 2° une période d'hypertrophie musculaire apparente; 3° une période de généralisation et d'aggravation de la paralysie. — C'est du moins ce qui est ressorti de presque tous les faits cliniques que j'ai recueillis.

---

imprimer des mouvements aux extrémités inférieures..... Le malade éprouvait du reste habituellement une sensation de froid dans les extrémités inférieures. Des signes analogues d'hyperémie cutanée apparaissaient aussi parfois, mais plus rarement aux extrémités supérieures et au cou.

1° La première période caractérisée par un affaiblissement limité, en général, dans les muscles moteurs des membres inférieurs, et par certains troubles particuliers dans la station et la marche : écartement des jambes (voy. fig. 1, 3, 6, 11), formation d'une courbure lombo-sacrée allant quelquefois jusqu'à l'ensellure (voy. fig. 2 et 4), enfin dandinement du tronc pendant la déambulation.

Cette première période est, en général, d'assez courte durée (de quelques mois à un an), relativement aux autres périodes.

Dans la plupart des cas, je n'ai pu la connaître que d'après les dires des familles, dires tellement concordants et précis, que je ne puis concevoir le moindre doute sur la réalité d'une période paralytique, au début. J'ai eu d'ailleurs l'occasion de la constater dans deux cas (obs. IX et XIII).

Les troubles fonctionnels observés dans cette première période vont encore en augmentant dans la période suivante.

2° L'hypertrophie musculaire apparente qui constitue la seconde période, se montre d'abord dans les muscles jumeaux. Elle attire bien vite l'attention des personnes chargées de soigner les jeunes paralytiques, car, en raison du grossissement rapide et excessif des mollets, les bas deviennent trop étroits. C'est ainsi que l'on a pu reconnaître assez exactement que cette hypertrophie musculaire apparente commence quelques semaines, quelques mois ou un an, environ, après le début de la paralysie.

Elle s'étend progressivement des gastrocnémiens à d'autres muscles, soit en se localisant dans quelques-uns des muscles affaiblis, comme dans la figure 6 (obs. IV), ou en envahissant presque tous les muscles affaiblis, comme dans les figures 1, 2, 3 4, 11 (obs. I et XII).—Dans un de mes cas (obs. VII), les deltoïdes ont commencé à augmenter de volume, plusieurs mois après les gastrocnémiens.

Les deux périodes de la paralysie pseudo-hypertrophique, que j'ai décrites, peuvent se confondre en une seule. Je n'ai vu qu'un cas (obs. II) dans lequel l'affaiblissement musculaire et l'hypertrophie musculaire apparente semblaient avoir débuté simultanément et dater de la naissance; et ici encore les renseignements sur les phénomènes morbides observés dans la première enfance étaient-ils incertains ou incomplets.

Quel que soit le moment de l'apparition de l'hypertrophie musculaire apparente ou son mode d'extension, le volume des muscles affectés augmente progressivement et met un temps assez long (en général un an à un an et demi) à atteindre son maximum.

Alors la maladie reste plusieurs années dans cet état (deux à trois ans, quelquefois plus). On pourrait en faire une période d'état.

3° La troisième période de la paralysie pseudo-hypertrophique s'annonce par l'aggravation de la paralysie et son extension aux membres supérieurs, si, dans la première période, elle était localisée dans les membres inférieurs. Alors l'usage des membres supérieurs était-il resté intact, l'élévation des bras devient difficile, puis impossible; leurs autres mouvements s'affaiblissent ensuite et se perdent progressivement.

On ne voit pas cependant, dans cette troisième période, les muscles augmenter de volume, comme dans la seconde période; ils restent au contraire grêles, ainsi qu'on le voit dans les figures 1, 2, 6, comparativement aux muscles ou à certains muscles hypertrophiés des membres inférieurs.

En même temps, ces derniers perdent aussi progressivement ce qui leur restait de motilité, au point que les pauvres enfants, alors arrivés en général à l'adolescence, doivent rester constamment couchés ou assis.

La paralysie pseudo-hypertrophique étant une maladie apyrétique et dans laquelle les fonctions qui président à la digestion, à la respiration et à la circulation, se font normalement, les jeunes sujets peuvent vivre assez longtemps encore dans ce dernier état.

Enfin, dans une période ultime, ils tombent, en général, dans un grand épuisement et sont rapidement enlevés par une maladie intercurrente.

### Article II.

*Anatomie pathologique.*

Quel est l'état anatomique des centres nerveux et des muscles, dans la paralysie pseudo-hypertrophique? C'est ce que je me propose d'examiner dans les deux paragraphes suivants.

#### § Ier.

*État anatomique des centres nerveux.*

Une seule fois, l'état anatomique des centres nerveux a pu être examiné, dans un cas des plus intéressants de paralysie pseudo-hypertrophique. L'histoire clinique de ce fait a été publiée par M. Eulenburg, en 1863 (1) et la relation de sa nécropsie, en 1866, par cet observateur distingué et par M. Cohnheim (2). La première relation ayant été traduite et publiée dans les *Archives générales de médecine* (3), j'en exposerai seulement les symptômes principaux.

*Cas recueillis par M. Eulenburg et Cohnheim. — Relation du fait clinique; examen de l'état anatomique des centres nerveux.* — Il s'agit d'un garçon bien portant, au moment de la naissance, dont le développement se fit, jusqu'à l'âge de 5 ans, d'une manière normale et qui, plus tard, n'eut aucune affection marquante, notamment de maladies cérébrales, de fièvre et de convulsions. Ses six frères ou sœurs et les divers membres de sa famille sont exempts de toute affection du système musculaire.

Lorsqu'il eut atteint l'âge de 5 ans, on remarqua que sa marche qui jusqu'alors avait paru se faire dans des conditions normales ne s'exécutait plus qu'avec incertitude, et que l'enfant se fatiguait facilement et tombait fréquemment. Cependant, à l'âge

---

(1) *Berliner Klinische Wochenschrift*, 1863, nº 50.

(2) *Egebnisse der anatomishen Untersuchung eines Falles von Sogenannter Muskelhypertrophie. — Verhandl. d. Berliner med. Ges.*, t. I, 101-205, 1863.

(3) *Archives gén. de méd.*, observation d'*hypertrophie musculaire*, par Eulenburg, de Berlin, octobre 1866.

de 6 ans, ces troubles de la motilité né l'empêchèrent pas de fréquenter une école, située, il est vrai, à une petite distance, sans qu'il fût nécessaire de le conduire. — D'ailleurs, sa santé générale était bonne, et son intelligence n'était pas inférieure à celle des autres écoliers.

Vers l'âge de 10 ans, difficulté plus accentuée de la marche, impossibilité de quitter la position horizontale, sans secours; affaiblissement des membres supérieurs. A partir de ce moment aggravation rapide de la maladie : « marche de plus en plus va-« cillante; écartement des extrémités inférieures, et région lom-« baire fortement bombée en lordose, pendant la station et la « marche; équinisme; chute brusque au moindre déplacement « du centre de gravité; affaiblissement progressif des extrémités « supérieures, au point que l'enfant ne peut plus s'en servir pour « se redresser, quand il est dans le décubitus dorsal ou pour se « retourner. *Un peu plus tard*, impossibilité pour lui de se tenir « debout, il s'affaisse même alors qu'on le soutient par les ais-« selles, — *en même temps, augmentation considérable du volume et « dureté des muscles moteurs des jambes et surtout des gastrocnémiens, « des cuisses*, à l'exception des adducteurs qui sont flasques, des « muscles fessiers, carrés lombaires, droits de l'abdomen; la gros-« seur des membres inférieurs contraste avec celle des membres « supérieurs qui sont émaciés, *à l'exception des triceps brachiaux « qui forment des saillies extrêmement volumineuses.* — A part quel-« ques mouvements des doigts et un léger mouvement de flexion « de l'avant-bras sur le bras; tous les autres mouvements des « membres supérieurs sont abolis. »— Enfin *intégrité de la contractilité électro-musculaire* et santé générale toujours bonne. — Cet enfant a succombé à l'âge de 13 ans à une broncho-pneumonie.

L'autopsie a été faite par M Cohnheim, qui a déclaré n'avoir trouvé aucune altération même microscopique des centres nerveux. Malgré la grande autorité de cet habile micrographe, l'un des anciens assistants les plus distingués du professeur Virchow et aujourd'hui un maître déjà célèbre, ce résultat négatif, tout en conservant sa valeur réelle, a besoin d'être confirmé par de nouvelles autopsies, avant que l'opinion sur l'anatomie pathologique des centres nerveux, dans la paralysie pseudo-hypertrophique puisse être parfaitement fixée.

## § II.

### *Etat anatomique des muscles.*

Quel est l'état des éléments anatomiques des muscles, dans la paralysie pseudo-hypertrophique? L'augmentation du volume des muscles est-elle due à une hypertrophie des fibres musculaires ou à une hyperplasie, ou à une altération quelconque du tissu connectif interstitiel?

Ces questions doivent venir à l'esprit de tout observateur en présence de cette singulière paralysie, dans laquelle on voit un plus ou moins grand nombre de muscles augmenter de volume; elles ne pouvaient être résolues que par l'examen microscopique. MM. Eulenburg et Cohnheim ont fait, à ce point de vue, des recherches cadavériques intéressantes sur les muscles de leur sujet. Avant d'en faire connaître les résultats, j'exposerai les recherches analogues qui ont été faites sur le vivant, en Allemagne.

### A. — *Exposition de recherches anatomo-pathologiques sur l'état des muscles.*

#### a. *Recherches faites en Allemagne.*

Pendant que j'attendais qu'une nécropsie me fournît l'occasion de me livrer à cet examen, on a eu moins de patience, je dirai même plus d'audace en Allemagne, où mes recherches sur cette maladie étaient plus connues qu'en France. Voici, aussi sommairement que possible, la relation des faits publiés en Allemagne :

*Premier cas, par MM. Griesinger et Billroth.—Examen sur le vivant de l'état anatomique des muscles.* — En 1865, un pathologiste éminent, M. Griesinger, a fait exciser une portion du deltoïde gauche hypertrophié et entièrement paralysé, chez un jeune sujet vivant, qui était atteint de la maladie dont il est question. Cette opération a été exécutée par M. Billroth, professeur d'anatomie pathologique, qui a ensuite procédé à l'examen microscopique de cette portion musculaire.

« On remarqua pendant l'opération, dit M. Griesinger, que le deltoïde présentait une rougeur d'un blanc jaunâtre, et qu'il ne se contractait pas au contact du bistouri. Le fragment excisé ressemblait exactement, dans beaucoup de points, à du tissu adipeux, si bien qu'on aurait pu croire qu'il n'existait pas d'autres éléments. L'examen microscopique y fit cependant voir *les faisceaux musculaires dans un état d'intégrité complète*, *séparés les uns des autres par une quantité énorme de tissu adipeux*, tellement que, sur une coupe transversale, le tissu occupait six ou huit fois plus de place que les faisceaux striés. Ces fibres étaient du reste généralement normales et ne présentaient aucun des caractères qui pourraient indiquer leur multiplication anormale. D'autre part, elles n'étaient atteintes d'aucune dégénérescence, et l'on ne voyait, en particulier, aucune trace de transformation graisseuse (1). »

Les observations suivantes vont montrer que des altérations anatomiques analogues ont été constatées en Allemagne, dans d'autres cas de paralysie pseudo-hypertrophique.

*Deuxième cas, par M. A. Wernich — Examen, sur le vivant, de l'état anatomique des muscles.* — M. A. Wernich a pris un morceau du muscle gastrocnémien sur un garçon de 11 ans, atteint de cette maladie. Il l'a coloré par le carmin et l'a étudié avec et sans addition d'acide acétique. «A un faible grossissement, dit-il, on voyait les faisceaux musculaires séparés les uns des autres par des masses considérables de graisse. Les contours des fibrilles étaient plus marqués qu'à l'ordinaire. A un plus fort grossissement, les parties musculaires placées entre le tissu graisseux ne semblaient pas être normales; les fibrilles étaient dissociées, et les interstices qui les séparaient étaient comblés par une substance fondamentale très-large et troublée par des granulations et des gouttelettes graisseuses, abondantes et plus ou moins volumineuses. «Des coupes transversales présentaient des différences assez considérables dans les diamètres des fibres. Examinés, sans l'emploi de l'acide acétique, les interstices semblaient remplis d'un tissu légèrement onduleux, parsemé de

(1) *Archiv für Heilkunde*, 1865.

« gouttelettes graisseuses. *Les fibres musculaires elles-mêmes ne pré-*
« *sentaient rien d'anormal, comme structure* (1). »

*Troisième cas, par M. H. Heller. — Examen, sur le vivant, de l'état anatomique des muscles.* — Selon M. H. Heller, des portions musculaires excisées présentaient le même aspect que dans le cas de MM. Griesinger et Bilroth. *Les faisceaux primitifs n'étaient ni dégénérés ni amincis. Cependant l'auteur croit qu'il y a des fibres musculaires qui disparaissent,* «car, dit-il, si les masses graisseuses nouvellement formées venaient s'ajouter au volume normal, le volume total devrait être plus considérable (2). »

*Quatrième cas, par MM. Eulenburg et Cohnheim* (suite). — *Examen, sur le cadavre, de l'état anatomique des muscles.* — Voici les résultats de l'examen anatomique des muscles par MM. Eulenburg et Cohnheim, chez le garçon âgé de 13 ans, dont j'ai exposé l'histoire sommairement ci-dessus, page 198 : « Les muscles striés (très-volumineux) des extrémités inférieures et du tronc, le cœur et le diaphragme exceptés, étaient fortement altérés. Les muscles des extrémités inférieures, dont le pannicule était très-développé, présentaient, au toucher, la sensation d'une masse pâteuse, non élastique. Ils étaient parcourus par des stries jaunâtres ou d'un tissu blanc jaunâtre ; on voyait partout, à la coupe, un reflet brillant graisseux ; dans certains points, on ne saurait les distinguer, à l'œil nu, du tissu cellulaire adipeux sous-cutané. Les muscles des extrémités supérieures, jusqu'à la racine de la main, se comportaient de la même manière ; ils étaient en même temps très-maigres, le triceps brachial excepté ; le biceps, par exemple, n'était pas plus gros que l'indicateur. Même état au tronc ; seulement les muscles du côté droit concave et scoliosé avaient un volume normal et une coloration normale. — Au microscope, les muscles, surtout ceux des extrémités inférieures, paraissaient remplis de tissu adipeux. Traités par l'acide chlorhydrique et l'alcool, puis isolés, ils présentaient une structure tout à fait normale ; il était rare d'y trouver quelques gouttelettes grais-

(1) *Deutsches Archiv f. Klin. med.*, t. II, p. 232-241, 1864.
(2) *Deutsches Archiv f. Klin. med.*, t. I, p. 616-629 1865.

seuses; mais, par contre, *le volume des fibres, dans les parties atteintes, avait subi des changements notables..... Leur volume avait diminué d'un cinquième à un sixième du volume normal..... Dans les muscles des extrémités supérieures, on trouvait, en outre, des masses que l'on pouvait regarder comme des gaînes de sarcolèmes vides.* De plus, dans les muscles des extrémités inférieures et supérieures, on trouvait aussi des masses très-larges hypertrophiées (0,25$^{mm}$), quelquefois granuleuses, réunies en petits faisceaux de quatre ou cinq, et situées entre les fibres étroites. Enfin on observa des divisions, des fissures sur quelques faisceaux primitifs isolés (1).

### b. *Recherches faites en France.*

Le genre de recherches instituées par MM. Griesinger et Bilroth, dans le but d'examiner sur le vivant l'état anatomique des muscles, a été, ce me semble, trop vivement critiqué par un écrivain de talent, feu M. Fritz, enlevé bien jeune à la science; il ne voyait, dans ces recherches, qu'une vaine curiosité scientifique à satisfaire, sans aucune utilité possible pour les malades (2).

Je démontrerai cependant bientôt que l'examen, sur le vivant, de l'état anatomique des muscles, non-seulement jette un grand jour sur le diagnostic de la paralysie pseudo-hypertrophique, mais qu'il est très-utile au pronostic de cette maladie.

Ce que nous ne pouvons accepter, ou du moins ce qui, en France, nous exposerait à un blâme, c'est le procédé employé par MM. Griesinger et Bilroth et par leurs imitateurs.

---

(1) *Verhandl d. Berliner med. Ges.*, t. I, p. 101-205, 1863.

(2) M. Griesinger paraît disposé à adopter ce procédé sommaire de se procurer de la substance musculaire, comme méthode générale d'étude. Nous avouons que nous ne saurions approuver cette proposition. M. Griesinger a dû chloroformiser son malade. C'est un premier danger. Puis le savant professeur ajoute que la plaie produite par l'opération suppura longtemps, et qu'elle n'était pas encore guérie au bout de cinq semaines. Le malade a donc couru, pendant tout ce temps, les chances d'un érysipèle traumatique, et l'on pourrait ajouter de l'infection purulente, si l'on voulait pousser les choses à l'extrême. Est-il juste d'exposer des malades à de pareils dangers, pour atteindre un résultat purement scientifique qui ne peut leur être d'aucune utilité? Nous ne le pensons pas. (Fritz, *Remarques sur les paralysies avec surcharge graisseuse interstitielle (hypertrophie apparente) des muscles. Gazette heb. de méd. et de chir.*, 25 août 1865, n° 34, p. 529.)

A l'exemple de ces éminents pathologistes, j'ai donc été chercher sur le vivant des fragments de muscles hypertrophiés, dans un but d'utilité pour le malade. Je m'étais d'abord servi de l'instrument connu sous le nom de *harpon de Mideldorff*, qui était généralement employé en Allemagne pour aller à la recherche des muscles trichinosés de l'homme; mais, après un seul essai, j'ai dû y renoncer, parce qu'avec le tissu du muscle dans lequel je l'avais fait pénétrer, il en ramenait d'autres qui lui étaient étrangers, et surtout du tissu adipeux sous-cutané. D'ailleurs, le crochet qui le termine occasionne de vives douleurs, lorsqu'on le retire. En outre, il m'a paru offrir quelques dangers.

J'ai donné la préférence à un petit instrument construit, sur mes indications, par feu M. Charrière fils; je l'ai appelé : *emporte-pièce histologique* (1). Il a été perfectionné récemment par MM. Robert et Colin (voy. les fig. 24, 25, 26 et 27). Voici sa description et la manière de s'en servir.

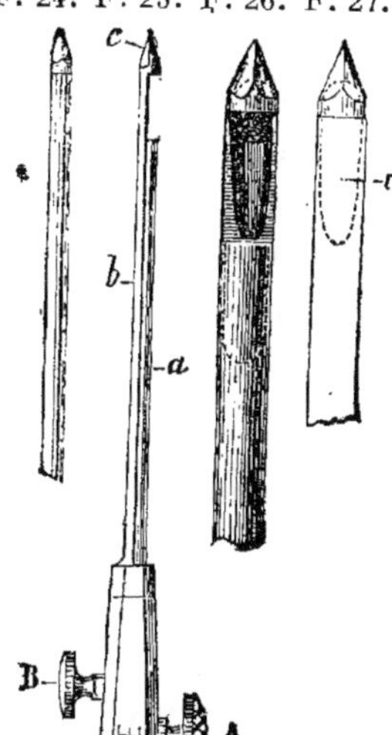


*Fig.* 24. Tige fermée de l'emporte-pièce histologique. — *Fig.* 25. Sa tige ouverte et une portion de son manche. — *Fig.* 26 et 27. Sa tige grossie trois fois, afin de montrer la cavité qui reçoit le morceau de muscle enlevé par l'instrument.

Il se compose d'une tige cylindrique *a*, *b*, *c*, fig. 25, divisée en

(1) Cet emporte-pièce histologique a été présenté à l'Académie de médecine de Paris, dans sa séance du 1er août 1865.

deux moitiés, dont l'une, *b*, est fixée sur un manche C par la vis B, et dont l'autre, *a*, est mise en mouvement sur la première, en poussant le bouton A.

Le manche C de cet instrument est tenu de la main droite, avec les trois derniers doigts infléchis; l'extrémité de l'index plus ou moins étendue est appliquée sur la tige *a*, *b*, *c*, fig. 25, afin de limiter la profondeur à laquelle on veut la faire pénétrer. Alors l'emporte-pièce étant fermé, comme dans la figure 24, on lui fait traverser la peau; puis, lorsqu'il est arrivé à la profondeur voulue, on l'ouvre comme dans la figure 25. Le petit morceau de tissu musculaire qui s'est alors engagé au-dessus du crochet de la pointe *c*, fig. 25, est divisé par ses bords tranchants et par l'extrémité libre de l'autre moitié *a*, et se trouve ainsi enfermé dans la cavité *a*, fig. 27. On peut ensuite retirer l'emporte-pièce, sans accrocher les tissus qu'il a traversés. (Les figures 26 et 27 représentent grossies trois fois la cavité qui reçoit les tissus que l'on veut examiner.)

Depuis 1865, je me suis servi de mon emporte-pièce histologique, dans le but d'examiner sur le vivant l'état anatomique des muscles. Je puis déclarer qu'il m'a rendu de grands services, dans un grand nombre de paralysies ou d'atrophies, au point de vue du diagnostic et surtout du pronostic. Avec ce procédé et les précautions que je vais indiquer, il ne provoque que peu de douleur et n'a jamais occasionné le moindre accident.

Afin de diminuer la douleur qu'il peut produire, je tends fortement la peau; ensuite je fais pénétrer et je retire l'instrument rapidement. Le sujet n'accuse alors que la sensation faible d'un petit choc; les enfants crient à peine, si l'on a eu le soin de ne pas leur laisser voir l'instrument.

L'emporte-pièce histologique doit être introduit perpendiculairement à la direction du muscle à explorer, et son crochet doit prendre le muscle transversalement, sous peine de ne rien ramener.

Ces petites opérations n'ont été suivies d'aucun accident. Il est vrai que je n'ai jamais négligé 1° de déplacer latéralement la peau, pendant que je la tendais, de manière que, après l'opération, la plaie extérieure et la plaie musculaire eussent perdu leur parallélisme, 2° de nettoyer avec soin l'instrument. (On connaît trop les dangers des piqûres anatomiques pour que j'aie besoin d'insister sur ce point. On comprend aussi que si l'instrument n'était pas bien nettoyé, les préparations microscopiques seraient gâtées par des matières étrangères.)

Pour nettoyer l'instrument, il faut en démonter les différentes pièces, essuyer les parties qui ont pénétré dans les tissus, après les avoir trempées dans l'alcool qui ne les expose pas, comme l'eau, à se rouiller.

Obs. VII (suite). — *Paralysie pseudo-hypertrophique; examen, sur le vivant, de l'état anatomique des muscles.* — En février 1864, j'ai, pour la première fois, enlevé, à l'aide de mon emporte-pièce histologique, des parcelles de muscles jumeaux, chez le petit garçon de 8 ans, atteint, depuis l'âge de 5 ans, d'une paralysie pseudo-hypertrophique à sa seconde période, et dont j'ai rapporté précédemment l'histoire (obs. VII, p. 15). Je suis allé chercher, à différentes reprises et à des intervalles de trois à quatre semaines, d'autres morceaux du deltoïde droit qui était hypertrophié, du deltoïde gauche qui était comparativement atrophié, et des jumeaux pour la seconde fois.

Ces morceaux de muscles étaient décolorés et ressemblaient à du tissu adipeux sous-cutané. Il m'était difficile, sinon impossible, de reconnaître, à l'examen microscopique, la moindre trace des fibres musculaires, dans ces morceaux de muscles dilacérés, s'ils étaient frais ou s'ils avaient été conservés dans de l'eau ou dans une solution légère de chlorure de sodium, parce que les stries transversales de ces fibres étaient extrêmement fines. Je distinguais seulement quelques stries à un grossissement de 200 à 300 diamètres. Mais lorsque ces morceaux de muscles ont été placés, pendant quelques jours, dans une faible solution d'acide chromique (au 200$^{e}$), les fibres musculaires légèrement colorées en jaune par cette solution, sont devenues distinctes du tissu interstitiel qui avait conservé sa coloration normale. Alors, voici les faits qu'il m'a été possible de constater, dans les morceaux provenant de muscles hypertrophiés en apparence.

Des fibres musculaires peu nombreuses se trouvaient mêlées à une quantité considérable de tissu interstitiel (voyez la figure 14 qui représente, à 50 diamètres de grossissement, quelques fibres musculaires mêlées à une quantité considérable de tissu connectif et fibroïde, dans lequel sont disséminées des vésicules adipeuses, et quelques gouttelettes de graisse réunies en groupe).

La plupart de ces fibres musculaires avaient conservé leur diamètre normal : on en voyait quelques-unes qui étaient amincies d'un tiers et même de moitié.

La striation transversale était en général conservée ; mais elle était extrêmement fine, comme dans *a*, figure 17, qui représente, à 200 diamètres, une fibre de la figure 14. (Comparer la striation de cette fibre à celle de la figure 19 qui est normale.) Parmi les fibres dans lesquelles elle avait disparu, par places ou dans toute leur longueur, les unes laissaient voir leur striation longitudinale, les autres avaient perdu tout aspect strié (voy. *b*, fig. 18). Malgré cette disparition de la striation, certaines de ces mêmes fibres avaient conservé leur diamètre normal. (Le point dans lequel se trouvaient, dans mes préparations, quelques-unes de ces fibres, sans striations apparentes, a été détruit. On en voit cependant un spécimen dans la figure 18, dont il sera question dans l'observation suivante.)

Le tissu très-abondant dans lequel les fibres musculaires se trouvaient comme perdues, était évidemment formé par le tissu connectif hyperplasié, mêlé à une grande quantité de tissu fibroïde, au milieu duquel on voyait dissiminées en plus ou moins grand nombre des vésicules adipeuses de grosseurs différentes (petites et moyennes), et quelquefois des gouttelettes de graisse réunies en groupes. Les fibres qui composent le tissu fibroïde étaient finement ondulées et de différents diamètres ($0^{mm},004$ à $0^{mm},008$), comme dans les fig. 16, 17 et 18, qui les représentent, à 200 diam.

Il m'avait été impossible d'isoler complétement les fibres musculaires de leur tissu interstitiel, et il en était résulté que je voyais, sur la surface de la plupart de ces fibres, des vésicules moyennes et petites qui m'avaient fait croire, de prime abord, à la dégénérescence graisseuse d'un grand nombre d'entre elles. (M. Fritz, qui venait de publier son article bibliographique et critique sur la paralysie hypertrophique, dans la *Gazette hebdomadaire* (1), et à qui j'avais donné à examiner un petit morceau

---

(1) *Loc. cit.*

d'un des jumeaux, me fit remarquer qu'elles provenaient, sans doute, du tissu ambiant; ce que je reconnus, à un examen plus attentif. Quand je discuterai la valeur de ces faits anatomo-pathologiques, je dirai comment j'ai rectifié mon erreur momentanée.)

Obs. XII (suite). — *Paralysie pseudo-hypertrophique; examen, sur le vivant, de l'état anatomique des muscles.*

Nota. Les différences qui, dans le cas précédent, existent entre les résultats de mon examen microscopique et ceux qui ont été observés en Allemagne, ont retardé le travail que je publie aujourd'hui. J'ai voulu attendre qu'un nouveau cas se présentât, afin de soumettre mon examen microscopique des muscles atteints de paralysie pseudo-hypertrophique au contrôle des personnes plus familiarisées que moi avec ce genre de recherches.

Cette occasion m'a été offerte, de la manière la plus bienveillante, par M. Bergeron qui m'a autorisé à enlever, à l'aide de mon procédé tout à fait inoffensif et à des intervalles assez éloignés, des morceaux des muscles les plus hypertrophiés, chez son petit malade représenté dans les figures 3, 4 et 11. C'est ainsi que, dans ce cas, j'ai pu explorer l'état anatomique des jumeaux, en mai et en octobre 1867, des deltoïdes en juin et en août, et des biceps brachiaux, une seule fois, en septembre de la même année. L'examen de toutes ces petites portions de muscles nous a montré à M. Bergeron et à moi des faits analogues à ceux que j'avais observés dans le cas précédent.

La plupart de ces faits ont été constatés par des personnes dont le nom fait autorité et aux connaissances spéciales desquelles j'ai fait appel. Ils ont préparé eux-mêmes et examiné des portions de muscles que j'avais enlevées à notre petit malade.

Je me bornerai à publier ici la note que M. Ordoñez a eu l'obligeance de m'écrire sur le résultat de son examen.

« J'ai étudié, dit-il, avec le plus grand soin, les différents échantillons de muscles malades qui ont été soumis à mon examen par M. Duchenne (de Boulogne); voici en résumé ce que j'ai constaté.

« Les parcelles de muscles que j'ai étudiées étant très-petites, il était naturellement impossible d'en pratiquer des coupes pour être examinées au microscope. J'ai dû, par conséquent, m'astreindre à faire des préparations microscopiques, par dilacération, avec les aiguilles, en me servant d'un faible grossissement pour pratiquer cette délicate dissection.

« Les fibres musculaires se trouvaient englobées dans une trame serrée de faisceaux de tissu fibrillaire; ce qui rendait d'une très-grande difficulté l'isolement, partiel du moins, de l'élément musculaire.

« Ces fibres, ou plutôt ces faisceaux primitifs, ne m'ont pas paru sensiblement diminués de volume ; leurs bords étaient un peu plissés (particularité que j'ai déjà eu plusieurs fois l'occasion de constater dans les différentes altérations pathologiques du tissu musculaire de la vie de relation). La striation transversale de ces faisceaux n'était pas uniforme ; par places elle n'existait pas, et alors on constatait que le corps du faisceau musculaire présentait une coloration grisâtre demi-transparente ; ses bords étaient plissés ; quelques vésicules graisseuses et de rares granulations moléculaires se trouvaient sur son trajet (comme dans *b*, figure 18). Dans d'autres points, la striation assez nette présentait une finesse remarquable (comme dans *a*, figure 17, qui appartient à l'observation précédente) ; et enfin il y avait des endroits où la striation transversale avait été remplacée par une striation longitudinale.

La trame du tissu fibrillaire dans laquelle se trouvaient enveloppés les faisceaux musculaires était composée de faisceaux de fibrilles, pour la plupart, peu volumineuses, finement ondulées, comme dans les figures 16, 17 et 18, variant, comme dimension, entre 3 et 8 millièmes de millimètre de diamètre ; ils affectaient des directions excessivement variables ; ce qui rendait très-difficile l'isolement des faisceaux musculaires.

« La particularité remarquable qui ressort de cette étude, c'est l'hyperplasie interstitielle si abondante de tissu fibrillaire entre les faisceaux musculaires primitifs de la vie de relation. Pendant plusieurs jours, je me suis occupé à faire des préparations comparatives des muscles de l'homme et des animaux, à l'état cadavérique, et je n'ai rien trouvé de pareil. On sait que les faisceaux musculaires sont reliés ensemble par un peu de matière amorphe transparente et par des fibres de tissu fibrillaire, mais ils sont parfaitement isolables, et surtout, ils ne sont pas, en quelque sorte, noyés dans une trame serrée de tissu cellulaire, comme dans le cas dont il s'agit, dans cette note.

« Quant à la présence de vésicules adipeuses signalées en Allemagne par quelques auteurs, dans des cas analogues, je dois dire que j'ai rencontré en effet par-ci, par-là, dans plusieurs de mes préparations, quelques petits paquets ou groupes de cet élément anatomique ; mais je dois aussi faire remarquer que ces vésicules adipeuses se trouvaient disséminées dans la trame de tissu fibrillaire et nullement interposées aux faisceaux musculaires, comme cela arrive dans les cas de substitution adipeuse des muscles de la vie de relation. Cette particularité me paraît intéressante et doit fixer l'attention des observateurs, car elle établit d'une manière précise le caractère différentiel entre la myo-sclérosie de M. Duchenne et les substitutions adipeuse et fibreuse qu'on appelle ordinairement dégénérescence musculaire. »

Après cet exposé des recherches sur l'état anatomique des muscles dans la paralysie pseudo-hypertrophique, je vais, dans les considérations suivantes, en faire ressortir et en expliquer les résultats différentiels, obtenus en France et en Allemagne. Je démontrerai dans les articles suivants l'utilité de leur application, sur le vivant, au diagnostic et au pronostic de cette maladie.

B. *Considérations sur les faits anatomo-pathologiques précédents.*

Examinons maintenant quel enseignement ressort des faits que je viens d'exposer au point de vue de l'état anatomique du tissu connectif interstitiel et du tissu musculaire, dans la paralysie pseudo-hypertrophique.

a. *État anatomique du tissu connectif interstitiel.*

1° Un fait anatomo-pathologique capital ressort de l'examen microscopique des différentes portions de muscles enlevées sur le vivant, dans deux de mes cas de paralysie pseudo-hypertrophique arrivés à une période déjà assez avancée : c'est l'hyperplasie du tissu connectif interstitiel, avec production de fibres nombreuses à fines ondulations qui caractérisent le tissu fibreux. « Ces faisceaux de fibres interstitielles à fines ondulations, dit M. Ordoñez, ont 3 à 8 millièmes de millimètre de diamètre » (voy. fig. 16, 17, 18, pl. II).

2° A cette hyperplasie du tissu fibroïde interstitiel, on voit se mêler des vésicules de grosseurs différentes, petites et moyennes, disséminées, et quelquefois des gouttelettes réunies en groupes (voy. fig. 14, pl. II). Elles étaient assez rares dans la plupart des portions musculaires examinées chez le sujet de l'observation XII (voyez fig. 13) et plus abondantes chez le sujet de l'observation VII (voy. fig. 14, pl. II). Il est à remarquer cependant que, chez le premier, les portions de muscles jumeaux et deltoïdes examinées postérieurement de la même manière, présentaient une plus grande quantité de vésicules adipeuses et moins de tissu fibreux que les portions des mêmes muscles enlevées quelques mois auparavant.

3° Il n'en est pas moins vrai cependant que, dans les autres cas, de paralysie pseudo-hypertrophique publiés en Allemagne, on a trouvé des vésicules adipeuses dans le tissu interstitiel en telle quantité, que M. A. Heller a proposé d'appeler cette maladie *lipomatosis luxurians* (lipomatose). Cette dénomination, qui lui a été donnnée dans plusieurs thèses récentes sur cette affection musculaire, n'a certes pas été justifiée par les faits recueillis en France. — D'autre part, les pathologistes allemands n'ont pas signalé l'hyperplasie du tissu fibroïde insterstitiel que nous avons constatée dans tous nos examens microscopiques (parce que, sans aucun doute, elle n'existait pas dans les cas qu'ils ont observés).

Voyons quelles sont la valeur et la signification de tous ces faits anatomiques. N'est-il pas permis d'en conclure que ces différences d'état dans la lésion anatomique du tissu connectif interstitiel des muscles atteints de paralysie myo-sclérosique ou pseudo-hypertrophique, sont dues à des degrés plus ou moins avancés d'altération de ce tissu interstitiel. Ainsi le premier degré serait-il caractérisé par une hyperplasie du tissu connectif interstitiel uni à une quantité variable de tissu fibroïde, comme dans le premier examen microscopique de l'observation XI ? Au second degré, ne verrait-on pas apparaître, dans ce tissu connectif et fibroïde, un plus ou moins grand nombre de vésicules adipeuses, et la quantité du tissu fibreux diminuer proportionnellement à l'augmentation des vésicules adipeuses, comme dans le dernier examen microscopique de l'observation XII. Enfin, dans une troisième période, les vésicules adipeuses remplaceraient-elles le tissu fibreux qui aurait entièrement ou presque entièrement disparu, comme dans les cas observés en Allemagne?

Cette manière d'interpréter les faits anatomiques que je viens de faire connaître me paraît la plus rationnelle ou s'approcher le plus de la vérité. Elle a, j'en conviens, besoin d'être appuyée sur de nouvelles recherches que je pourrais poursuivre facilement, en continuant d'aller chercher, à l'aide de mon emporte-pièce histologique, des portions de muscles à différentes périodes de la maladie (1).

4° Il est ressorti des recherches que j'ai exposées, que le tissu interstitiel des muscles paralysés qui n'avaient pas présenté de développement hypertrophique, était également le siége d'une hyperplasie du tissu conjonctif, avec production de fibres ou de vésicules adipeuses plus ou moins nombreuses. Ce tissu interstitiel ne différait de celui des muscles hypertrophiés que par sa quantité.

Ce fait avait été parfaitement établi par l'observation de MM. Enlenburg et Cohnheim : « Au microscope, disent-ils, les muscles, surtout ceux des extrémités inférieures, paraissent remplis de tissu adipeux ; la substance musculaire elle-même est partout intacte....... » Plus haut ils font remarquer que : « les muscles des extrémités supérieures sont presque tous très-maigres ; que le biceps, par exemple, n'est pas plus gros que l'indicateur (2). »

Mes recherches, — je le répète, — ont confirmé ce fait. On se rappelle en effet que, chez le sujet de l'observation VII, j'ai exa-

(1) Avant d'aborder une autre question, je dois aller au-devant d'une objection qui s'est présentée tout d'abord à mon esprit. Ne se pourrait-il pas que l'emporte-pièce eût rencontré un des espaces qui isolent les faisceaux musculaires, duquel proviendrait ce tissu fibreux ? Cela est certainement possible ; mais, dans ce cas, il me paraît facile de le reconnaître. En effet, comme l'emporte-pièce histologique est toujours introduit perpendiculairement à la direction du muscle à explorer, on voit, à un faible grossissement, quand l'instrument a enlevé à la fois une portion d'un faisceau musculaire et du tissu qui le sépare du faisceau voisin, on voit, dis-je, que la pièce enlevée se compose de deux parties distinctes, l'une formée uniquement par du tissu cellulo-fibreux, et l'autre par des fibres musculaires mêlées à du tissu connectif et fibreux plus ou moins abondant. On peut même dire que ce dernier tissu interstitiel est presque intimement uni aux fibres musculaires ; car, quelque habile que l'on soit et quand bien même la portion musculaire a macéré longtemps dans une solution d'acide chromique, on parvient rarement à isoler quelques-unes de ces fibres avec les aiguilles les plus fines. Inutile d'ajouter que l'on ne rencontre jamais ces difficultés, lorsque l'on va chercher, sur le vivant, des portions de muscles sains.

(2) *Loc. cit.*, p. 70.

miné comparativement au microscope le deltoïde gauche un peu atrophié et le deltoïde droit hypertrophié, et que, dans ces deux muscles, j'ai trouvé une hyperplasie du tissu connectif et fibroïde, mais infiniment plus abondante, — cela se conçoit, — dans le deltoïde hypertrophié.

Mon observation ne diffère de celle de MM. Eulenburg et Cohnheim que sur un point; dans la première, c'est le tissu connectif et fibroïde interstitiel qui prédomine; dans la seconde, c'est le tissu adipeux, — deux termes différents du même travail morbide interstitiel, comme je l'ai dit plus haut. Cependant ces deux observations s'accordent pour démontrer que, dans la paralysie pseudo-hypertrophique, le tissu interstitiel des muscles paralysés et non hypertrophiés devient, pendant la seconde période ou pendant la période terminale de la maladie, le siége d'une altération anatomique analogue à celle du tissu interstitiel des muscles hypertrophiés; le tissu hyperplasié, dans ces deux cas, diffère seulement par la quantité.

J'ai constaté enfin que, dans une période avancée de la maladie, la striation des muscles paralysés non hypertrophiés offrait en outre les altérations que je vais signaler.

### b. *État anatomique du tissu musculaire.*

De même que le tissu interstitiel, le tissu musculaire présente différents degrés d'altération, dans la paralysie pseudo-hypertrophique; c'est, du moins, ce qui ressort des faits anatomopathologiques exposés précédemment. Je vais décrire ces altérations des fibres musculaires.

1° *Décoloration des muscles.* — On a vu que toutes les portions de muscles que j'ai enlevées chez des jeunes sujets atteints par cette maladie à sa seconde période, étaient complétement décolorées et présentaient l'aspect du tissu cellulo-adipeux sous-cutané. La pâleur de la chair musculaire, dans la paralysie pseudo-hypertrophique, a été mieux constatée encore, lorsque de plus fortes portions de muscles ont été excisées sur le vivant par le procédé de M. Griesinger.

Cette décoloration est déjà le signe d'un état morbide du tissu musculaire.

2° *Ténuité extrême de la striation transversale.* — On a vu également que, dans mes observations, l'examen microscopique montre une altération des plus évidentes de la striation musculaire. En effet, les fibres de toutes les portions de muscles pseudo-hypertrophiés que j'ai enlevées, offraient une striation transversale beaucoup plus fine qu'à l'état normal. Ainsi, la figure 17, pl. II, représente une fibre musculaire *a* (entourée de tissu connectif et fibroïde hyperplasié) dont la striation transversale est très-apparente dans toute son étendue, mais qui est beaucoup plus fine qu'à l'état normal. (Pour se faire une idée exacte de la ténuité de cette striation, il faut comparer cette figure 17, pl. II, à la figure 19, pl. II, dont la striation transversale est normale). — M. Damaschino, chef de clinique de la Faculté, que j'ai prié aussi d'examiner un fragment musculaire du même sujet, a également trouvé que la striation en travers est d'une ténuité remarquable. «On compte, dit-il, jusqu'à huit ou neuf stries pour un centième de millimètre.»

3° *Disparition de la striation dans quelques fibres musculaires.* — Arrivée à ce degré de ténuité, la striation est bien près de disparaître en partie ou en totalité. En effet, plusieurs des autres fibres provenant de la même préparation n'offrent plus cette striation que sur quelques points (voy. fig. 18, pl. II), ou bien cette striation transversale a complétement disparu. Dans les points où la striation transversale a disparu, on distingue des stries longitudinales (voy. *b*, fig. 17, pl. II) ou bien tout aspect strié est entièrement perdu (voy. *a*, fig. 17).

4° *Diminution du diamètre transversal des fibres musculaires.* — La diminution du diamètre transversal des fibres musculaires a été évidente chez les deux sujets que j'ai examinés; mais, quant au degré de cette diminution et à la quantité de fibres qui en étaient atteintes, je les ai trouvés très-variables, dans les différentes portions de muscules que j'ai enlevées. Ainsi, par exemple, dans la portion du biceps que M. Ordoñez a examinée, la diminution transversale des fibres n'était pas notable, tandis que la plupart des autres portions provenant de différents muscles du même sujet m'offraient cette diminution du diamètre transversal, à des degrés variés, dans un certain nombre de fibres. (On en voit un spécimen dans les fibres musculaires des figures 13 et 14). M. Damaschino a trouvé ces fibres d'une largeur inégale. « Elles mesurent, dit-il, $0^{mm},04$, mais on en trouve un certain nombre qui atteignent à peine $0^{mm},02$, tandis que quelques autres sont larges de $0^{mm},06$ et même de $0^{mm},07$. »

Je ferai remarquer encore que je n'ai pas toujours trouvé de parallélisme entre la diminution du diamètre transversal des fibres et l'altération de leur striation. M. Ordoñez a constaté, en effet (voy. ci-dessus p. 56), que des fibres, dont le diamètre transversal était presque normal, offraient non-seulement une grande finesse des striations transversales, mais aussi une disparition, par places, des stries transversales et même des stries longitudinales.

Ces différents degrés d'altération des fibres musculaires ne se sont pas tous présentés dans les cas observés en Allemagne : au contraire, la striation transversale y a toujours été trouvée normale ; MM. A. Wernich, Eulenburg et Cohnheim disent seulement avoir constaté une diminution assez considérable du diamètre transversal des fibres musculaires.

La conclusion à tirer de ce qui précède, c'est que ces différents degrés de diminution du diamètre des fibres musculaires et d'altération de leur striation dépendent sans doute du dégré plus ou moins avancé de la maladie.

5° *Quantité minime des fibres musculaires proportionnellement au tissu connectif hyperplasié.* — Les observateurs qui ont pratiqué des coupes transversales sur d'assez fortes portions de ces muscles hypertrophiés en apparence et excisés sur le vivant, ont été frappés de la faible proportion de leurs fibres musculaires.

J'ai dit précédemment que M. Griesinger a figuré, dans son observation, une coupe transversale du fragment excisé sur le vivant, dans la profondeur du deltoïde paralysé, et que l'on y voit le tissu adipeux interstitiel occuper six ou huit fois plus de place que les faisceaux striés.

Les préparations microscopiques des morceaux de muscles enlevés à mes petits malades par mon emporte-pièce histologique donnent aussi une idée parfaite de la minime quantité de fibres musculaires proportionnellement à leur tissu interstitiel hyperplasié (voy. fig. 13 et 14, pl. II.)

Ceux qui ont pu pratiquer des coupes transversales sur des portions de muscles atteints de la même maladie, et qui avaient été excisées par le procédé de M. Griesinger, ont été également frappés de la minime proportion des fibres musculaires.

6° *Le tissu fibroïde interstitiel de la paralysie pseudo-hypertrophique est-il composé par des sarcolèmes vides; en d'autres termes, est-il le produit de la dégénérescence fibroïde?* — La quantité minime de faisceaux primitifs que l'on trouve au milieu de masses musculaires, dans la paralysie pseudo-hypertrophique, peut donner à penser qu'un bon nombre d'entre eux a dû disparaître, et que le tissu fibroïde interstitiel se compose probablement de sarcolèmes vides, ou bien qu'il est produit par une dégénérescence fibreuse du tissu musculaire. Cette quantité minime de faisceaux primitifs a fait dire à M. A. Heller « *qu'il y a des fibres musculaires qui disparaissent, car si les masses graisseuses nouvellement formées venaient à s'ajouter au volume normal des muscles, le volume total devrait être plus considérable.* »

MM. Eulenburg et Cohnheim, qui ont vu les muscles des extrémités et du tronc fortement altérés, rapportent qu'ils ont même trouvé « *des masses que l'on pouvait regarder comme des gaînes de sarcolèmes vides* » dans les muscles des extrémités supérieures du sujet qui venait de succomber à la maladie dont il est question (voy. page 50).

Enfin, parmi les personnes qui ont examiné les muscles du malade de M. Bergeron, plusieurs ont pensé également que les fibres ondulées trouvées en si grande quantité dans le tissu interstitiel, pouvaient être des débris de sarcolèmes vides.

Mais s'il en était ainsi, les fibres musculaires avant d'arriver à cette période ultime d'altération, auraient dû, pour la plupart du moins, passer par les différents degrés de la dégénérescence granuleuse ou graisseuse. Ce fait a été parfaitement établi par les recherches de M. Ordoñez (1). Elles devraient donc encore en offrir

---

(1) Cet habile micographe a bien voulu rédiger une nouvelle note sur le mode d'évolution de cette espèce d'altération de la fibre musculaire, qu'il appelle *substitution fibreuse*. Il a eu l'obligeance de dessiner, d'après des préparations microscopiques qu'il m'a montrées, les figures 19, 20, 21, 22, pl. II, qui représentent

les traces sur quelques points de leur surface. — Mais il n'est pas toujours facile de constater l'état anatomique réel des fibres musculaires, dans la paralysie pseudo-hypertrophique, car elles

différents degrés d'altération granuleuse ou graisseuse de la fibre musculaire, avant d'arriver à la substitution fibreuse (que l'on voit dans la figure 23, pl. II).

« Dans l'atrophie musculaire progressive, dit-il, ou substitution fibreuse franche des muscles de la vie de relation, on observe une série de phénomènes successifs qu'il convient d'étudier, afin de bien comprendre l'état définitif auquel sont réduits les muscles striés.

« C'est par les muscles encore peu compromis par la maladie que l'on doit commencer l'étude anatomo-pathologique de la substitution fibreuse.

« En effet, le premier phénomène appréciable, c'est l'apparition dans le corps des faisceaux musculaires primitifs, d'une quantité plus ou moins considérable de granulations moléculaires, très-petites, grisâtres et quelquefois foncées (voy. *a*, *b*, fig. 20, pl. II). En même temps, ces faisceaux pâlissent très sensiblement.

« A une période plus avancée, ils diminuent de volume, et par places, d'une manière telle, qu'ils n'atteignent guère que le huitième ou le dixième de leur diamètre normal (voy. fig. 22, pl. II); cependant il faut dire que tous les faisceaux musculaires primitifs ne subissent pas ce degré extrême d'atrophie, ce qui me porte à croire qu'à côté des faisceaux, qui sont le point de départ de l'hypergénèse fibreuse, il y en a d'autres qui s'atrophient tout simplement et disparaissent sans laisser d'autres traces de leur existence que quelques traînées de granulations graisseuses. Si l'on ajoute à cette particularité la considération que les faisceaux de tissu fibreux, une fois arrivés à leur développement définitif, présentent un volume beaucoup moins considérable que celui qu'ils avaient à l'état embryonnaire, on pourra se faire une idée assez juste de la réduction extrême du volume total des muscles affectés de substitution fibreuse.

« A mesure que le mouvement atrophique des faisceaux musculaires s'avance, la striation transversale commence à disparaître progressivement par places (voy. *a*, *a*, fig. 23), et presque en même temps on observe l'apparition sur le myolème d'un assez grand nombre de noyaux embryo-plastiques (voy. *b*, fig. 23) qui sont le point de départ de la substitution fibreuse. A ce moment, le faisceau se convertit en une masse demi-transparente, un peu granuleuse, et il suffit de briser le myolème pour la voir s'échapper de cette gaîne. C'est comme cela que l'on peut acquérir la conviction que le mouvement hyperplasique a pour point de départ le myolème; car, aseez souvent, dans les préparations microscopiques, on trouve plusieurs gaînes de myolème plus ou moins débarrassées de leur contenu et parsemées d'éléments embryo-plastiques en voie d'évolution progressive.

« Du reste, il est certain que les membranes amorphes ou hyalines peuvent, dans plusieurs circonstances, être le point de départ d'une hyperplasie fibreuse; j'ai constaté cette propriété pour la gaîne propre hyaline des canalicules spermatiques, pour la membrane propre des culs-de-sac glandulaires de la mamelle, pour la capsule du cristallin, etc.

« A un moment donné, le faisceau musculaire est littéralement substitué par un faisceau de tissu fibreux dont les dimensions sont variables; mais il faut remarquer qu'elles sont toujours bien au-dessous du diamètre primitif du faisceau musculaire. Il y a certaines portions des muscles malades qui ne présentent, de

sont presque intimement unies au tissu connectif hyperplasié, et, ainsi que je l'ai dit précédemment, il est impossible de les en isoler complétement. Il en résulte que les vésicules adipeuses qui se trouvent en plus ou moins grand nombre dans ce tissu connectif et fibroïde, semblent faire corps avec les fibres musculaires.

Tant que les fibres ont conservé leur striation transversale, on peut encore reconnaître que ces vésicules adipeuses sont étrangères aux fibres musculaires. Il suffit en effet de faire varier le point du microscope, pour reconnaître que les vésicules adipeuses sont placées sur un plan plus superficiel ou plus profond que les stries transversales. On voit, par exemple, des petites vésicules adipeuses sur la surface de la fibre *b*, fig. 17, pl. II, sans striations transversales apparentes ; mais, à un point plus profond, ces fibres transversales, qui sont très-fines, deviennent visibles comme dans la fibre *a*, de la même figure, et les vésicules adipeuses ont disparu. Les fibres musculaires ne possèdent-elles plus leur aspect strié, et des vésicules ou quelques granulations graisseuses sont-elles disséminées sur leur surface, comme dans la figure 18, pl. II, l'erreur, on le conçoit, devient possible. Comment, en effet, reconnaître que les vésicules disséminées sur la fibre *b*, de cette figure sont ou ne sont pas contenues dans le sarcolème ?

J'ai dit précédemment que, dans le premier cas de paralysie pseudo-hypertrophique, où j'ai examiné l'état anatomique des muscles affectés, un assez grand nombre de fibres musculaires n'avaient plus leur aspect strié, et que ces fibres présentaient une apparence de dégénérescence graisseuse.

J'avoue qu'au premier abord je me suis laissé tromper par

---

prime abord, à l'examen microscopique, que du tissu fibreux, dans les mailles duquel se voient des granulations moléculaires ou des gouttelettes de graisse, derniers vestiges de la destruction musculaire ; mais en même temps il n'est pas rare de trouver au milieu de la trame fibreuse des faisceaux musculaires complétement substitués, et alors on peut acquérir la conviction que toute cette trame de faisceaux fibreux est le résultat d'une véritable substitution.

« J'ai pu faire voir à M. Duchenne (de Boulogne) des préparations microscopiques dans lesquelles on constate de la manière la plus nette les particularités que je viens de signaler. (Elles sont représentées dans les fig. 20, 21, 22 et 23, pl. II).

cette apparence. Cependant je ne tardai pas à remarquer que ces fibres musculaires n'offraient pas les caractères de la véritable dégénérescence graisseuse. On voyait en effet disséminées sur la surface de ces fibres, comme dans la fibre *b* de la figure 18, pl. II, des petites vésicules adipeuses, semblables à celles qui se trouvaient en assez grand nombre dans le tissu connectif et fibroïde hyperplasié ambiant. Je pressentis alors que celles qui existaient à la surface des fibres musculaires en provenaient peut-être. Mes doutes se changèrent en certitude, lorsque je comparai ces fibres à celles qui avaient réellement subi la dégénérescence graisseuse, comme on en trouve des types dans l'atrophie musculaire graisseuse progressive, que j'ai représentées dans les figures 29, 30, 31, 32, 33 (1). On remarque, en effet, que par leur aspect elles diffèrent de celles dont il vient d'être question, car leurs granulations graisseuses sont confluentes, très-petites et d'égale grosseur.

FIBRE NORMALE. — PREMIER DEGRÉ.

Fig. 24. Fig. 25. Fig. 26.

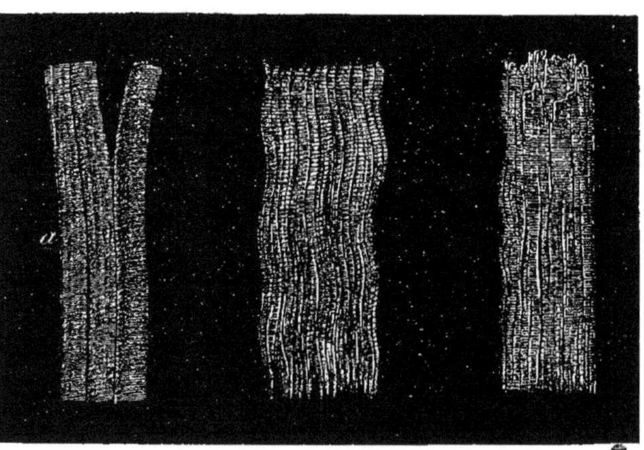

*Fig.* 24. Fibre normale.

*Fig.* 25, 26. Les stries transversales deviennent moins distinctes; elles sont fréquemment interrompues, disparaissent d'abord par-ci, par-là, et finissent par s'effacer complétement. Les fibres longitudinales au contraire deviennent de plus en plus marquées.

(1) Ces figures sont les premières qui aient exactement représenté les différents degrés de dégénérescence graisseuse des fibres musculaires, dans l'atrophie musculaire graisseuse progressive. Elles se trouvaient dans un travail que j'ai publié,

DEUXIÈME DEGRÉ

Fig. 27. Fig. 28

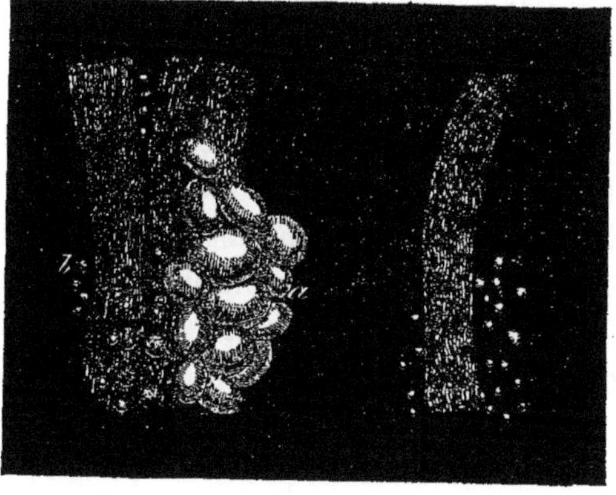

*Fig.* 27, 28. Le faisceau musculaire se compose uniquement de fibres longitudinales, les stries transversales ayant complétement disparu. On observe, en dehors de la fibre musculaire, du tissu adipeux composé de gouttelettes (*a*, fig. 27) arrondies ou ovulaires. Il existe, en outre, des cellules graisseuses (*b*) déposées dans la fibre musculaire.

7° *Les muscles subissent-ils une altération anatomique dans la première période?* — Considérant que, chez la plupart de mes petits malades, les membres inférieurs affaiblis offraient, au début, un développement qui, sans être exagéré, contrastait en général avec la maigreur des membres supérieurs, je m'attendais à trouver, dans cette première période, un commencement de ce travail morbide interstitiel des muscles.

La petite fille de l'observation XIII, dont les membre inférieurs étaient devenus, dès le début de la paralysie (vers l'âge de 5 ans), notablement plus gros que les membres supérieurs, sans toute-

---

en 1852, sous le titre de : *Étude comparée des lésions anatomiques dans l'atrophie musculaire graisseuse progressive et dans la paralysie générale* (*Union médicale*, 1852). Elles ont été gravées d'après des dessins que mon ami M. Mandl a eu l'obligeance d'exécuter sous mes yeux, sur une préparation qu'Aran et moi nous avions examinée.

Je ferai remarquer que l'exactitude de ces figures est prouvée par leur ressemblance avec celles de M. Ordoñez (fig. 20, 21, 22), qui représentent, comme elles, les différents degrés de la dégénérescence graisseuse dans la même maladie, quatorze ans plus tard, c'est-à-dire après que la micographie a fait tant de progrès

fois s'hypertrophier, m'a offert l'occasion d'étudier cette question. Je suis allé chercher, dans ses jumeaux, des morceaux que j'ai examinés et fait examiner au microscope. A ma grande surprise, je n'ai pas trouvé dans ses muscles la moindre trace d'hyperplasie du tissu connectif interstitiel (voy. fig. 12, pl. II).

Comment donc expliquer le volume assez considérable de la masse musculaire des membres inférieurs, que l'on observe, en général, dans la période paralytique du début? Ne pouvant que risquer ici des hypothèses, je préfère réserver cette question jusqu'au moment où un grand nombre d'observations m'auront suffisamment éclairé sur ce point.

Néanmoins un fait incontestable a été mis en lumière par l'examen microscopique des muscles, dans ce cas de paralysie pseudo-hypertrophique à sa première période : c'est la ténuité extrême de striation de ses fibres musculaires (voy. fig. 15, pl. II); c'est, je pense, le signe anatomique d'un travail morbide qui commence dans les muscles paralysés.

TROISIÈME DEGRÉ.

Fig. 29. Fig. 30.

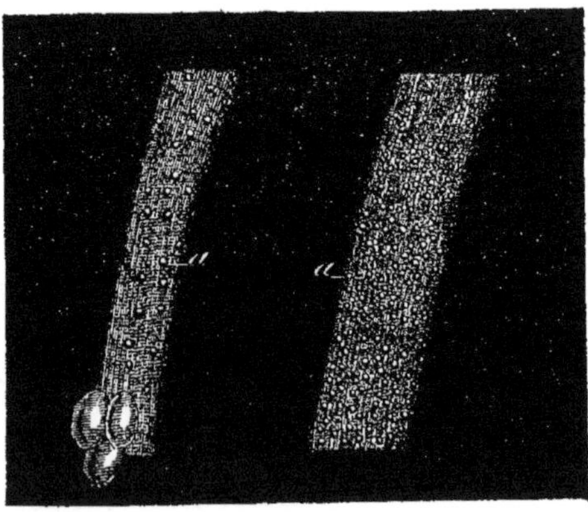


*Fig.* 29, 30. Les fibres longitudinales deviennent moins distinctes les granulations graisseuses (*a*), de plus en plus abondantes, les recouvrent presque entièrement dans la figure 29.

QUATRIÈME DEGRÉ.

Fig. 31. Fig. 32 Fig. 33.

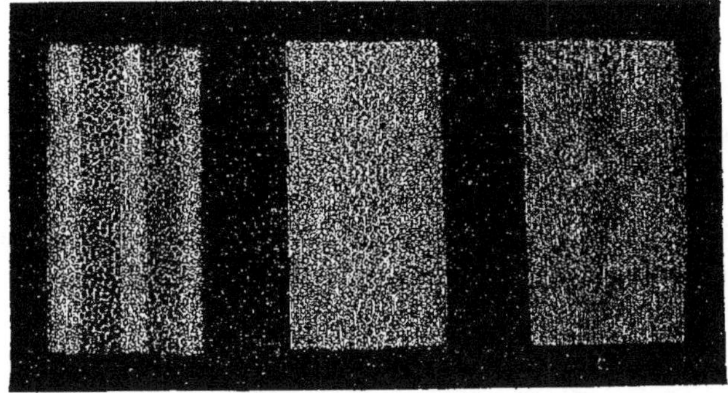

*Fig.* 31 (deux faisceaux musculaires primitifs). Les fibres longitudinales on disparu ; on ne voit que des granulations graisseuses très-serrées et peu distinctes, surtout vers l'axe du faisceau.

*Fig.* 32. La graisse devient plus abondante, plus diffluente, ce qui donne plus de transparence au faisceau musculaire.

*Fig.* 33. On n'aperçoit pas de granulations graisseuses distinctes; le faisceau se compose d'une masse amorphe.

RÉSUMÉ.

En résumé, d'après mes observations personnelles :

1° L'hyperplasie du tissu connectif interstitiel, avec production d'un tissu fibroïde plus ou moins abondant (voy. fig. 13, 14, 17, 18, pl. II), est la lésion anatomique fondamentale des muscles, dans la paralysie pseudo-hypertrophique.

2° Elle siége dans tous les muscles paralysés, qu'ils aient ou non augmenté de volume; ce qui justifie la dénomination : *paralysie myosclérosique,* que je propose de lui donner, en regard de sa dénomination symptomatologique : *paralysie pseudo-hypertrophique.*

3° C'est elle qui produit l'augmentation considérable et quelquefois monstrueuse du volume des muscles, en raison directe de la quantité du tissu connectif et fibroïde interstitiel hyperplasié.

4° Le tissu connectif et fibroïde interstitiel hyperplasié est mêlé ou uni à une quantité ou minime (voy. fig. 13, pl. II) ou moyenne (voy. fig. 14, pl. II) de vésicules graisseuses; d'après les faits observés en Allemagne, il est remplacé par une quantité considérable de tissu adipeux.

Ce dernier état me paraît être, dans la paralysie pseudo-hypertrophique, le degré le plus avancé de l'altération du tissu musculaire interstitiel.

5° D'après mes observations personnelles, la striation transversale est conservée, en général, dans toute la longueur (voy. *a*, fig. 17, pl. II) ou dans une portion plus ou moins grande de la plupart des fibres musculaires (voy. fig. 18, pl. II); mais elle devient extrêmement fine et peu apparente. Dans les points où la striation transversale a disparu, on voit des stries longitudinales; quelquefois ces striations longitudinales étant elles-mêmes effacées, les sarcolèmes semblent contenir des vésicules adipeuses (voy. *b*, fig. 18, pl. II) qui, en réalité, proviennent du tissu interstitiel ambiant, et qui, d'ailleurs diffèrent essentiellement, par leur aspect et leur confluence, des granulations graisseuses qui caractérisent la dégénérescence graisseuse musculaire.

6° L'hyperplasie du tissu connectif interstitiel n'apparaît en général qu'à la seconde période de la maladie; elle me semble précédée d'un état fluxionnaire des muscles, qui peut occasionner aussi une augmentation légère de leur volume.

Dans cette période, la striation transversale de la fibre musculaire est déjà d'une extrême ténuité (voy. fig. 15, pl. II).

## Article IV.

### *Diagnostic.*

Les éléments du diagnostic de la paralysie pseudo-hypertrophique sont de deux ordres : les uns sont tirés de la symptomatologie, les autres de l'anatomie pathologique des muscles paralysés, examinés sur le vivant, à l'aide de mon emporte-pièce histologique.

#### I. *Éléments de diagnostic tirés de l'observation clinique, dans la paralysie pseudo-hypertrophique.*

Les signes diagnostiques fournis par l'observation clinique se réduisent aux six principaux suivants :

1° Diminution de la force, au début de la maladie, en général dans les muscles moteurs des membres inférieurs;

2° Ensellure et écartement des membres inférieurs, pendant la station et la marche;

3° Développement excessif du volume, dans une seconde période, soit de tous les muscles affaiblis, soit de quelques-uns d'entre eux;

4° Marche progressive de la maladie, dans une troisième période, par aggravation de la paralysie, et par sa généralisation, si elle était limitée aux membres inférieurs;

5° Diminution ou abolition de la contractilité électro-musculaire, dans une période avancée de la maladie;

6° Absence de fièvre, de troubles dans la sensibilité et dans les fonctions de la vessie et de l'intestin, pendant tout le cours de la maladie.

## II. *Éléments de diagnostic tirés de l'état anatomique des muscles, dans la paralysie pseudo-hypertrophique.*

Jadis le diagnostic d'une maladie ne pouvait être éclairé par l'anatomie pathologique qu'après la mort du sujet; on l'appelait *diagnostic de Morgagni.* Aujourd'hui, l'on peut aller chercher, sur le vivant, des petits morceaux de muscles avec un instrument inoffensif (mon emporte-pièce histologique, décrit ci-dessus, p. 51) et éclairer le diagnostic des affections musculaires par l'examen de l'état anatomique des muscles paralysés. Ce nouvel élément de diagnostic, fourni par cette sorte d'*anatomie pathologique vivante,* m'a déjà rendu de grands services. On verra bientôt combien il est utile au diagnostic et même au pronostic de la paralysie pseudo-hypertrophique.

Les éléments de diagnostic tirés de l'état anatomique des muscles, dans la paralysie pseudo-hypertrophique, sont :

1° l'hyperplasie du tissu connectif interstitiel, avec production de tissu fibroïde plus ou moins abondant ou seulement avec substitution graisseuse, dans la période la plus avancée,

2° la finesse des striations transversales des fibres musculaires et quelquefois l'altération ou la disparition de ces striations dans quelques fibres musculaires,

3° la diminution du diamètre transversal d'un plus ou moins grand nombre de ces fibres musculaires.

Lorsque l'on a vu un seul des cas de paralysie pseudo-hypertrophique, représentés dans les figures 1, 2, 3, 4, 6 et 9, il semble vraiment superflu d'en agiter le diagnostic qui est, pour ainsi dire, écrit sur les membres des petits malades. Je vais cependant démontrer qu'il n'en est malheureusement pas toujours ainsi; qu'à certains moments de son évolution, il faut en analyser les symptômes avec le plus grand soin, sous peine de la confondre avec d'autres affections musculaires de l'enfance.

Ainsi, à son début dans la première enfance, elle peut être prise pour un simple retard de la marche, occasionné par un arrêt de développement de la faculté coordinatrice qui préside à l'équilibration et aux mouvements instinctifs de la marche, ou par la faiblesse consécutive à certaines affections cérébrales; ou bien, si un affaiblissement des membres inférieurs survient sans cause appréciable, après que l'enfant a déjà marché, est-ce une paralysie pseudo-hypertrophique ou une paralysie spinale de l'enfance; enfin, dans sa troisième période, ne peut on pas confondre la paralysie pseudo-hypertrophique avec l'atrophie musculaire graisseuse progressive de l'enfance ?

Je me propose d'agiter toutes ces questions de diagnostic différentiel, en comparant, dans l'ordre suivant, à la paralysie pseudo-hypertrophique : 1° l'atrophie musculaire graisseuse progressive de l'enfance, 2° la paralysie musculaire graisseuse de l'enfance, 3° la marche tardive soit par arrêt de développement de la faculté coordinatrice qui préside à l'équilibration et aux mouvements instinctifs de la marche, soit par lésion cérébrale; 4° quelques autres états pathologiques ou anormaux.

Ce diagnostic différentiel me fera passer en revue quelques affections musculaires de l'enfance. Et puis, plusieurs d'entre elles (l'atrophie musculaire graisseuse progressive et la paralysie atrophique graisseuse de l'enfance) ne me paraissant pas généralement ou suffisamment connues, je serai dans l'obligation d'en rappeler l'étude clinique aussi succinctement que possible; ce qui m'entraînera à donner aux questions de diagnostic différentiel qui seront les sujets principaux du présent article, plus d'étendue qu'on ne leur en accorde habituellement.

Je sais que ces études cliniques et les considérations critiques dont je devrai les faire suivre seront disproportionnées, par leur étendue, avec les autres parties de mon travail, qu'elles nuiront, en un mot, à son unité et qu'elles seront peut-être considérées comme des digressions. Mais ne me faut-il pas déblayer, pour ainsi dire, le terrain sur lequel j'ai à construire le diagnostic différentiel de la paralysie pseudo-hypertrophique? Ces études cliniques sont donc opportunes et même nécessaires.

J'ai aussi l'espoir qu'elles seront d'un grand intérêt pour le lecteur, l'une d'elles ayant trait à une variété, *non encore décrite*, de l'atrophie musculaire graisseuse progressive : celle de l'enfance; l'autre étant destinée à élucider des points de la symptomatologie et de la pathogénie de la paralysie atrophique graisseuse de l'enfance, sur lesquelles certaines leçons cliniques récentes ont jeté une grande incertitude, sinon l'obscurité.

De ces études cliniques enfin sortiront les éléments de diagnostic qui doivent servir à distinguer de la paralysie pseudo-hypertrophique ces affections musculaires de l'enfance.

## § Ier.

### *Diagnostic différentiel de l'atrophie musculaire graisseuse progressive de l'enfance et de la paralysie pseudo-hypertrophique.*

Si l'atrophie musculaire graisseuse progressive n'apparaissait que dans l'âge adulte, il serait certes superflu d'exposer ici les signes qui la distinguent de la paralysie pseudo-hypertrophique, maladie jusqu'à ce jour observée seulement dans l'enfance ou dans l'adolescence.

Mais, depuis longtemps, j'ai publié des faits cliniques (1) qui établissent que l'atrophie musculaire graisseuse progressive peut également apparaître dans l'enfance et qu'elle présente alors quelques caractères particuliers. Comme je les croyais exceptionnels, je n'ai pas attiré spécialement l'attention sur eux; il en est résulté que généralement ils ont été ignorés ou méconnus. C'est pour cela, peut-être, que l'atrophie musculaire graisseuse progressive de l'enfance a été confondue avec d'autres affections

---

(1) *Étude comparée des lésions anatomiques de l'atrophie musculaire graisseuse progressive et de la paralysie générale* (*Union médicale*, 1832, *et électrisation localisée*, 1re et 2e éditions).

musculaires du même âge, principalement avec la paralysie pseudo-hypertrophique. Une des raisons principales qui m'engagent à essayer de dissiper cette confusion, c'est qu'elle a été commise par des observateurs d'un grand mérite.

Afin que de telles erreurs de diagnostic soient à l'avenir impossibles, il est nécessaire que je rappelle et même que je décrive, en m'appuyant sur de nouveaux faits cliniques, les caractères principaux de l'atrophie musculaire graisseuse progressive et particulièrement celle de l'enfance; ils en constitueront les éléments de diagnostic.

De cette étude clinique de l'atrophie musculaire graisseuse progressive de l'enfance, que j'exposerai brièvement, je tirerai les déductions applicables au diagnostic différentiel qui fait le sujet principal de ce paragraphe.

### A. *Éléments de diagnostic de l'atrophie musculaire graisseuse progressive de l'enfance.*

L'atrophie musculaire graisseuse progressive de l'enfance, dont j'ai recueilli un assez bon nombre de cas (dix-sept), me paraît mériter une description spéciale, surtout parce qu'elle présente ce caractère singulier que je n'ai jamais rencontré dans l'atrophie musculaire de l'adulte : de débuter par certains muscles de la face à laquelle elle donne une physionomie particulière, plusieurs années avant d'envahir les muscles moteurs des membres supérieurs et du tronc. Ce début par les muscles de la face peut donc être considéré comme un caractère propre à cette atrophie musculaire graisseuse progressive de l'enfance; c'est de plus un signe prémonitoire de son extension plus ou moins prochaine aux muscles des membres et du tronc.

Ce fait clinique important que j'avais seulement signalé depuis des années, a besoin d'une démonstration nouvelle et plus complète, que l'on trouvera dans l'observation suivante et dans quelques autres que j'exposerai plus sommairement.

Obs. XIV, XV, XVI. — *Atrophie musculaire graisseuse progressive, débutant chez le frère et la sœur par quelques muscles de la face, à l'âge de 5 à 6 ans, s'étendant ensuite progressivement, quelques années plus tard, aux muscles des membres supérieurs et du tronc.*

— *Même maladie se déclarant à 48 ans chez le père de ces enfants, et marchant progressivement de la même manière, sans atteindre toutefois les muscles de la face.* — M. X....., âgé de 64 ans, dont le père est mort atrophique et privé de la plupart de ses mouvements, a eu sept enfants, dont six sont encore vivants; quatre d'entre eux jouissent d'une bonne santé; seulement l'un d'eux a des *lèvres grosses et peu mobiles.* — Les deux derniers (frère et sœur) ont commencé à offrir, vers l'âge de 5 ans, quelque chose d'étrange dans l'expression de la face. *A 6 ans, les lèvres sont devenues grosses et ont perdu leur mobilité.* Leur physionomie, au repos, exprimait l'hébétude, bien que leur intelligence ne fût pas changée; leur face s'est amaigrie, et, pendant le rire qui était comme sardonique, leurs joues s'applatissaient. Ils offraient quelque chose de singulier dans l'articulation des labiales. — De 11 à 12 ans, *amaigrissement progressif de l'épaule et du bras d'un côté;* affaiblissement du mouvement d'élévation de ce bras, pendant lequel l'omoplate de ce côté devenait saillante (par le fait de l'atrophie du grand dentelé), et affaiblissement de la flexion de l'avant-bras sur le bras. Ensuite extension de l'atrophie aux mêmes muscles du côté opposé, et à ceux du thorax dont la plupart ont disparu successivement et presque entièrement, comme dans la figure 8. Les muscles situés à l'avant-bras et à la main sont cependant restés intacts. Mais quelques muscles des membres inférieurs, principalement les fléchisseurs des cuisses sur le bassin, ont été atteints les derniers, ce qui rend la déambulation difficile et fatigante. Aujourd'hui, l'un a 31 ans et l'autre 41 ans.

M. X....., qui avait transmis à deux de ses enfants (ceux dont l'histoire vient d'être relatée) le germe de l'atrophie musculaire graisseuse progressive, germe qu'il avait hérité lui-même de son père, est resté indemne de toute affection musculaire jusqu'à l'âge de 48 ans, époque à laquelle, sans qu'il ait éprouvé des douleurs, ses deux épaules se sont amaigries; les mouvements d'élévation de ses bras sont devenus de plus en plus difficiles, et ont bientôt produit l'écartement de ses omoplates en forme d'ailes. Puis les muscles de ses avant-bras et de sa poitrine se sont atrophiés successivement et lentement. Enfin les muscles moteurs de ses membres inférieurs ont été atteints à leur tour. — En somme, l'atrophie musculaire graisseuse progressive a envahi les mêmes muscles que chez ses enfants, sans toucher toutefois aux muscles de sa face.

Se voyant menacé de perdre bientôt la possibilité de se mouvoir, M. X..... est venu me consulter sur les moyens d'arrêter la marche de sa maladie. C'est alors qu'il m'a raconté l'histoire lamentable de cette maladie de famille. Alors aussi j'ai constaté, *de visu* et par l'exploration électrique, l'atrophie, à des degrés divers, d'un grand nombre des muscles moteurs de ses membres supérieurs et de son tronc.

Les deux premiers faits cliniques, exposés dans la triple observation précédente, sont une esquisse fidèle de l'atrophie musculaire progressive de l'enfance. En effet, dans une quinzaine de cas que j'ai recueillis et qui avaient avec eux beaucoup d'analogie, le début de la maladie a été signalé, entre 5 et 7 ans, par l'atrophie des mêmes muscles de la face que dans ces deux cas, et, en premier, de l'orbiculaire des lèvres dont le défaut de contractilité occasionnait une épaisseur caractéristique des lèvres. Les désordres expressifs de la physionomie sont alors devenus les mêmes que dans les cas précédents, surtout pendant le rire qui n'était exécuté que par le buccinateur ou le *risorius Santorini;* puis, après une période stationnaire, l'atrophie a envahi, de 9 à 14 ans, les membres supérieurs, le tronc, et, en dernier lieu, les membres inférieurs, dont elle a détruit les muscles progressivement, irrégulièrement ou capricieusement, laissant quelques-uns de ces derniers intacts, de la même manière du reste que dans l'atrophie musculaire graisseuse de l'adulte.

Les caractères différentiels de l'atrophie musculaire graisseuse de l'âge adulte et de l'enfance, et ceux qui leur sont communs, ont été mis en relief, dans cette même observation, par l'histoire de ce père qui, après avoir transmis à ses deux enfants un germe morbide qu'il avait hérité de son père, n'en a subi lui-même les atteintes qu'à l'âge de 45 ans. On vient de voir, en effet, que laissant intacts les muscles de sa face, cette maladie de famille a débuté par ses membres supérieurs, s'étendant de là au tronc et, en dernier lieu, aux membres inférieurs, détruisant même successivement à peu près les mêmes muscles que chez ses enfants. C'est ainsi que marche toujours, chez l'adulte, l'atrophie musculaire graisseuse progressive, car depuis que, dans mes premières recherches, j'ai démontré l'existence de cette entité morbide (depuis 1849), je n'ai rencontré qu'une fois, chez l'adulte (chez le nommé Lecomte, dont il sera question bientôt page 434), sur plusieurs centaines de cas, les muscles de la face atteints par l'atrophie, et cela dans la période ultime de sa maladie.

Je viens de déclarer que j'ai observé seulement 15 cas d'atrophie musculaire graisseuse progressive de l'enfance, tandis que j'en ai rencontré plusieurs centaines chez l'adulte, et cela dans l'espace d'environ vingt années ; c'est dire qu'elle est relativement fréquente dans l'âge adulte et rare dans l'enfance.

Afin de compléter cette esquisse de l'atrophie musculaire graisseuse progressive de l'enfance, j'ai essayé d'en montrer les signes objectifs dans la figure 8. Elle a été dessinée d'après l'une des photographies assez nombreuses, que je possède, d'enfants ou d'adolescents atteints par cette maladie. Je lui ai donné la préférence, parce qu'elle se rapproche le plus des deux faits cliniques précédents (obs. XIV et XV). En voici la relation sommaire.

Obs. XVII. — *Atrophie musculaire graisseuse progressive, débutant à 6 ans par l'orbiculaire des lèvres et quelques autres muscles de la face, stationnaire jusqu'à 14 ans, s'étendant ensuite aux membres supérieurs et au tronc. Pas de cause héréditaire.* — Chez le sujet représenté dans la figure 8, quelques muscles de la face ont été atteints par l'atrophie vers l'âge de 6 ans, de la même manière que dans les observations XIV et XV, comme l'indiquent du reste l'épaisseur de ses lèvres et l'aplatissement de ses joues, ainsi que je l'ai constaté aussi par l'exploration électrique qui m'a montré que son orbiculaire des lèvres et ses zygomatiques ne répondaient plus à cette excitation. Son expression faciale était étrange ; lorsqu'il riait, sa bouche s'agrandissait transversalement, ses joues s'aplatissaient et même se creusaient, comme dans les cas précédents ; son rire était sardonique ; il était exécuté par ses buccinateurs et par son *risorius Santorini* ; enfin il articulait difficilement les labiales. — A 14 ans seulement, l'atrophie musculaire a détruit peu à peu et successivement un grand nombre de ses muscles aux membres supérieurs, et au tronc, quelques-uns seulement ont été atteints aux membres inférieurs. La figure 8 en donne une idée suffisante et me dispense d'entrer dans plus de détails, que j'ai exposés d'ailleurs en 1861 (1). Ce dernier fait clinique ne diffère des deux précédents (obs. XIV et XV) qu'en ce que l'on ne trouve dans l'histoire de ce malade aucune trace d'hérédité.

Obs. XVIII. — La figure 10 représente également une atrophie musculaire graisseuse progressive qui, dans l'enfance, a atteint les mêmes muscles de la face et ne s'est étendu que dans l'adolescence (à 13 ans) aux membres et au tronc, où elle a détruit progressivement un assez grand nombre de muscles. Je n'ai pas à revenir ici sur son histoire, que j'ai exposée depuis bien des années (2).

Obs. XIX et XX. — *Atrophie musculaire graisseuse progressive ayant débuté chez deux garçons appartenant à des familles différentes, entre 6 et 7 ans, par les muscles de la face, gagnant ensuite les muscles des membres supérieurs et du tronc, vers l'âge de 10 ans chez l'un et de 12 ans chez l'autre, s'étant enfin généralisée. Mort de l'un d'eux par atrophie des muscles inspirateurs. Pas de causes héréditaires.* — (Des raisons de convenance m'empêchent de rapporter, dans tous leurs détails, ces deux observations semblables en tous points à la précédente.) Il s'agit de deux garçons n'appartenant pas à une même famille, chez lesquels *l'atrophie a débuté par quelques muscles de la face*, dans la seconde enfance, chez l'un à 6 ans, chez l'autre à 7, sans cause héréditaire et sans autre cause appréciable, sans être précédée ni accompagnée de fièvre, ni de convulsions, ni de douleurs. *Alors* les *lèvres sont devenues grosses et immobiles*, laissant la bouche entr'ouverte, et l'expression est devenue étrange, surtout pendant le rire. Leur physionomie au repos ressemblait à celle du garçon représenté dans la figure 8, et l'articulation des labiales et des *o* était difficile et incomplète, comme dans tous les cas analogues. En un mot, ils présentaient les troubles fonctionnels, ceux de la mastication, entre autres, que l'on

---

(1) Album de photographie pathologique complémentaire du livre intitulé : *De l'Électrisation localisée*, 1861 (fig. 1 et 2).

(2) *Loc. cit.*

rencontre dans toutes ces circonstances. — *Ce n'est que vers l'âge de 10 ans chez l'un, et de 13 chez l'autre, que les muscles des membres supérieurs et du tronc ont été atteints successivement et irrégulièrement.* — Quand ils m'ont été adressés, l'un en 1861, par le Dr Galtier-Boissière, l'autre en 1867, par M. Leroy de Méricourt, professeur aux écoles de médecine navale, directeur des *Archives de méd. navale*, les membres et le tronc présentaient, quant à l'état de l'atrophie de leurs muscles moteurs, le même aspect que dans la figure 8. — Le tronc prenait seulement une attitude différente; ainsi chez le malade de M. de Méricourt le tronc était très-renversé en arrière, pendant la station debout, à la manière du sujet représenté dans la figure 9. Cette attitude nécessaire à son équilibre était occasionnée par l'atrophie plus avancée de ses spinaux lombaires que celle de ses muscles abdominaux qui, eux-mêmes, commençaient à s'atrophier. — Chez l'autre malade, dont l'attitude du tronc était à peu près la même que dans la figure 8, les intercostaux étaient presque entièrement atrophiés, ce qui avait produit un aplatissement antéro-postérieur du thorax et une diminution de sa capacité. Son diaphragme ayant été atteint à son tour en 1863, ce jeune malade n'a pas tardé à succomber.

Je pourrais citer encore une douzaine de cas d'atrophie musculaire graisseuse progressive de l'enfance; les uns héréditaires, les autres non héréditaires, à peu près semblables aux précédents. — On trouvera d'ailleurs la relation de plusieurs de ces faits cliniques dans mes publications antérieures (1).

En somme, il ressort de l'ensemble de tous les faits qui précèdent :

1° Que l'atrophie musculaire graisseuse progressive de l'enfance, — celle que nous avons à différencier de la paralysie pseudo-hypertrophique, — débute dans la seconde enfance (en général vers l'âge de 5 à 7 ans) par quelques muscles de la face, à laquelle elle donne une physionomie particulière, en grossissant les lèvres qui ont perdu leur mobillité et en creusant les joues (voyez la figure 8), surtout pendant le rire;

---

(1) *Loc. cit.*

2° Qu'elle envahit, quelques années plus tard, les muscles des membres et du tronc;

3° Qu'elle débute alors, comme chez l'adulte, par les membres supérieurs et atteint les membres inférieurs seulement à une période avancée de la maladie;

4° Que, dans sa marche envahissante, elle détruit les muscles partiellement, successivement et d'une manière irrégulière;

5° Qu'elle abolit les mouvements isolément et produit des déformations partielles, après la destruction du tissu musculaire.

Ces symptômes principaux de l'atrophie musculaire graisseuse progressive de l'enfance constituent les éléments de diagnostic de cette maladie.

B. *Caractères différentiels des éléments de diagnostic de l'atrophie musculaire graisseuse progressive de l'enfance et de la paralysie pseudo-hypertrophique.*

L'esquisse que je viens de tracer de l'atrophie musculaire graisseuse progressive de l'enfance semble me dispenser d'agiter le diagnostic différentiel de cette maladie et de la paralysie pseudo-hypertrophique.

En effet, comment est-il possible de confondre une affection musculaire (l'atrophie musculaire graisseuse progressive) qui débute par la face et s'étend plusieurs années après aux membres supérieurs, où elle atrophie les muscles partiellement, successivement et irrégulièrement, et les fait passer à l'état gras, qui n'abolit les mouvements qu'après avoir détruit les muscles, qui enfin, dans sa progression, suit une marche descendante, comment, dis-je, peut-on la confondre avec une maladie (la paralysie pseudo-hypertrophique) qui, en général, attaque primitivement les membres inférieurs où elle affaiblit les mouvements d'emblée et en masse, où elle hypertrophie ensuite un plus ou moins grand nombre de muscles, avec une maladie qui en se généralisant suit une marche ascendante et abolit complétement les mouvements, bien que la plupart des fibres musculaires aient conservé leur striation transversale?

Cette confusion a cependant eu lieu, à l'occasion du fait clinique et anatomo-pathologique suivant, publié en 1852, — je l'ai déjà dit, p. 24, dans l'*Index bibliographique*, — par un pathologiste distingué de Londres, M. Edw. Meryon. Ce pathologiste anglais, et, après lui, en France, d'autres observateurs, qui ont accordé une importance exagérée au fait anatomo-pathologique, se sont même laissé tromper par les apparences. Je vais le démontrer.

En reproduisant l'observation de M. Meryon, je saisis une bonne occasion non-seulement de combattre une erreur diagnostique et anatomo-pathologique, acceptée trop légèrement et sans contrôle par des pathologistes de mérite, mais encore de mettre mieux en relief les signes diagnostiques différentiels de l'atrophie musculaire graisseuse progressive et de la paralysie pseudo-hypertrophique.

a. *Symptomatologie du fait clinique de M. Meryon comparée à celle de la paralysie pseudo-hypertrophique.*

Obs. XXI. — *Nota.* Je ne citerai textuellement de cette observation que les détails principaux. — M. Meryon a rapporté en outre trois autres cas semblables, observés chez les frères de l'enfant dont il va être question; mais leur histoire étant incomplète et leur autopsie n'ayant pas été faite, je me bornerai à en faire ici mention.

« Un enfant, nommé Georges P..., est né en 1834 dans un état « de santé excellent en apparence. *Il était grand et gros, cependant « sans disproportion.* Il traversa la première période de l'enfance « sans que sa santé éprouvât aucun des troubles si communs « pendant la dentition. *Il marcha très-tard; circonstance qu'on at- « tribuait au volume de son corps. — Lorsque sa nourrice le faisait « danser sur ses bras, ou bien le soulevait, alors qu'il était couché par « terre, il paraissait être un corps inerte, incapable de s'aider.* Cette « impuissance fut remarquée par le père, avant que la difficulté « de la marche eût attiré son attention sur la maladie de son « fils.

« *La marche s'améliora cependant lentement;* mais ses mouve- « ments conservèrent un tel degré de faiblesse qu'ils n'é- « taient pas en rapport avec ceux d'un enfant de 6 à 7 ans, « *époque à laquelle il pouvait toutefois faire une marche d'un mille « sans fatigue.* Il resta jusqu'à l'âge de 8 ans sans aucune amé-

---

(1) *Loc. cit.*

« lioration dans son état qui plutôt s'aggrava. Il montait les « escaliers avec une extrême difficulté, en se cramponnant aux « balustres et en traînant derrière lui la jambe qui était la plus « éloignée; ce qui le fatiguait d'avantage qu'en marchant sur « une surface plane.

« Pendant la déambulation, il bronchait souvent, et lorsqu'il « tombait, il ne pouvait pas faire le moindre effort pour se re- « lever. » . . . . . . . . . . . . . . . . . . . . .

M. Meryon rapporte ensuite qu'à l'âge de 8 ans, un chirurgien de Londres considérant sa maladie *comme le résultat d'un défaut d'allongement de la moelle épinière* (*sic*), cet enfant fut placé dans un appareil d'extension et de contre-extension (sorte de lit de Procuste), mais qu'à l'âge de 11 ans, en mars 1845, son état général s'aggravant, on dut renoncer à ce traitement; qu'à cette époque, soumis à l'observation de Benjamin Brodie et Lawrence, *il ne pouvait plus faire aucun pas; à peine était-il capable de se tenir debout.*

« D'après les conseils de M. Lawrence, on confia l'enfant aux « soins de M. Templin qui, croyant que la faiblesse pouvait bien « dépendre *d'un état de rétraction musculaire, s'avisa de couper le* « *tendon d'Achille et les tendons de quatre autres muscles.* »

Cette ténotomie, secondée d'un appareil prothétique approprié, a paru améliorer momentanément l'état du malade; mais il commença bientôt à perdre lentement et graduellement le peu de forces qui lui restaient.

« Lorsque je fus consulté, en novembre 1848, dit M. Meryon, « *la force musculaire des extrémités supérieures était aussi diminuée,* « *mais les masses musculaires du tronc et des membres ne paraissaient* « *pas diminuées, elles étaient, au contraire, plus développées et mieux* « *nourries.* »

A cette époque (il avait 15 ans), MM. Benjamin Brodie et Bright, supposant que les symptômes de cette maladie pouvaient dépendre d'une constitution strumeuse et d'un dépôt tuberculeux, soit dans la moelle épinière, soit dans ses enveloppes, soumirent l'enfant à un traitement par le bichlorure de mercure, pendant dix-huit mois, avec un séjour sur les bords de la mer.

Malgré l'application exacte de ce traitement, il perdit lentement ses forces, et, après une fièvre (120 pulsations) survenue avec bronchite, dans une période ultime, il succomba le 20 décembre 1850, à l'âge de 17 ans. — On verra bientôt quels ont été les résultats de son autopsie.

En somme, ce garçon, né en 1834, bien portant et gros sans exagération, marche tardivement et arrive lentement à pouvoir faire, vers l'âge de 7 ans, un mille sans se fatiguer. — En 1845 (à 11 ans), il ne peut plus faire un pas; à peine peut-il se tenir debout. Alors, on coupe les tendons d'Achille pour réduire, sans aucun doute, son double équin, sans résultat bien notable. — En 1848, M. Meryon, appelé *pour la première fois* à visiter cet enfant (alors âgé de 15 ans), constate que la paralysie a gagné les membres supérieurs, mais que les masses musculaires du tronc et des membres, non-seulement ne paraissent pas diminuées, mais qu'au contraire elles sont plus développées. — Enfin, cet enfant s'épuise lentement et graduellement, et succombe, avec une fièvre ultime, en 1850.

Personne assurément ne reconnaîtrait aujourd'hui, dans la symptomatologie du fait relaté par le pathologiste anglais, les signes cliniques caractéristiques de l'atrophie musculaire progressive de l'enfance et même de l'adulte. Tout au contraire de cette espèce morbide, la maladie de son jeune sujet a attaqué primitivement les membres inférieurs qu'elle a affaiblis en masse, et au lieu d'atrophier les muscles partiellement et irrégulièrement, elle a augmenté le volume des muscles affaiblis ou de quelques-uns d'entre eux; enfin, sa marche a été ascendante, contrairement à l'autre qui, — on le sait, — attaque d'abord les membres supérieurs et, dans une période très-avancée, s'étend aux membres inférieurs. Cette symptomatologie, en un mot, est bien celle de la paralysie pseudo-hypertrophique.

b. *M. Meryon ne considérant que le fait anatomo-pathologique, a rangé son fait clinique dans l'atrophie musculaire progressive.*

On verra cependant bientôt qu'entraîné par la raison anatomo-pathologique, M. Meryon a voulu ranger dans l'atrophie musculaire graisseuse progressive son fait clinique qui, on l'a vu, s'en éloigne complétement par la symptomatologie. Ayant fait la nécropsie, dans ce cas, il *a cru* trouver en effet, à l'examen microscopique des muscles de son sujet, une *dégénérescence graisseuse des fibres musculaires.*

« Les muscles volontaires, écrit-il, furent examinés et trouvés « partout atrophiés, mous et presque exsangues ; malgré l'exis- « tence apparente de fibres musculaires, ils avaient *perdu la colo- « ration rouge foncée* qu'ils présentent à l'état normal. Sous le mi- « croscope, on constatait que les fibres musculaires avaient « *perdu leur état strié* et qu'elles présentaient un état diffus, avec « *transformation granuleuse ou graisseuse en plusieurs points de leur « étendue.* Le sarcolème ou tunique élastique des fibres était « brisé et détruit. »

Dans son mémoire de 1852, M. Meryon annonçait seulement que ce fait anatomo-pathologique était un exemple de transformation graisseuse, sans prétendre que le jeune sujet, chez lequel il l'avait constatée, fût atteint de la maladie dont j'avais démontré l'existence, comme entité morbide, dans un mémoire adressé à l'Académie des sciences, en 1849, sous le nom d'*atrophie musculaire avec transformation graisseuse.*

M. Meryon n'avait pas même recherché, à cette époque (en 1852), à quelle espèce morbide il pouvait appartenir. C'était une sage réserve. Mais lorsque, s'appuyant sur ce même fait anatomo-pathologique, il est venu soutenir devant la Société royale de Londres, dans la séance de mars 1867, que le sujet sur lequel il avait rencontré cette lésion musculaire, était atteint de la maladie connue sous le nom d'*atrophie musculaire progressive*, il a commis une erreur de diagnostic contre laquelle proteste, ainsi que je l'ai démontré ci-dessus, la symptomatologie de cette espèce morbide (1).

(1) M. Ed. Meryon a même revendiqué, dans cette même séance, la priorité de la découverte de l'atrophie musculaire graisseuse progressive. L'honneur de cette découverte appartient tout entière à la France : c'est une question historique aujourd'hui jugée. — En mai 1849, j'ai adressé à l'Académie des sciences un mémoire dans lequel, à l'aide de faits cliniques déjà assez nombreux et recueillis depuis plusieurs années dans nos hôpitaux de Paris, j'ai, le premier, démontré l'existence de cette entité morbide, que j'ai appelée alors *atrophie musculaire avec transformation graisseuse.* — En 1853, se servant, avec mon consentement, de mes observations et reproduisant les principales propositions contenues dans mon mémoire, Aran, à qui je l'avais communiqué, a publié, dans les *Archives générales de médecine*, la description de cette maladie qu'il a proposé

Cette erreur de diagnostic, que la connaissance de la symptomatologie de l'atrophie musculaire graisseuse progressive aurait dû lui faire éviter, s'explique, comme je viens de le dire, par l'importance exagérée qu'il a donnée à son fait anatomo-pathologique.

Avec une telle manière d'observer, il faudrait aussi ranger dans l'atrophie musculaire progressive les affections musculaires qui se termineraient par la dégénérescence graisseuse, dont la symptomatologie morbide serait cependant essentiellement différente (comme les paralysies par lésion inflammatoire des nerfs, ou de la substance médullaire). Cet exemple démontre tout le vice d'une méthode d'observation qui prétendrait mettre le fait anatomique au-dessus du fait clinique.

### c. *Le fait anatomo-pathologique de M. Meryon ne présente pas les caractères de la dégénérescence graisseuse.*

Si j'insiste autant sur cette question, c'est principalement parce que le fait anatomo-pathologique sur lequel se fonde aujourd'hui M. Meryon, en jetant, comme on vient de le voir, la confusion dans le diagnostic de l'atrophie musculaire progressive, c'est, dis-je, parce que ce fait anatomo-pathologique est lui-même erroné; c'est aussi parce que, en citant ce fait de M. Meryon, un

---

d'appeler *atrophie musculaire progressive.* — Enfin, en 1855, M. Cruveilhier qui, à l'hôpital de la Charité, avait été témoin de mes recherches électro-musculaires sur cette maladie, a fait l'autopsie d'un sujet que j'avais observé, pendant plus de deux années, dans le service de M. Andral. Dans cette autopsie, le savant professeur a découvert *que les racines antérieures de la moelle étaient seules atrophiées,* au niveau de la région cervicale, et il en a conclu que, dans cette maladie, c'était la seule lésion anatomique centrale. Il a proposé de l'appeler *paralysie musculaire progressive atrophique* (voyez d'ailleurs, pour cette question historique, l'excellent article du *Dictionnaire de médecine et de chirurgie pratiques,* t. IV, 1866, p. 29, intitulé : *Atrophie musculaire progressive,* par un témoin oculaire de mes premières recherches, M. Jules Simon, médecin des hôpitaux).

Je saisis cette occasion pour annoncer que l'anatomie pathologique de l'atrophie musculaire graisseuse progressive a fait récemment un grand pas. Un célèbre histologiste et pathologiste anglais, M. Lockhart-Clarke, vient de découvrir que, dans cette maladie, les cornes antérieures de la substance grise de la moelle sont toujours profondément altérées (voy. *Case of musculaire atrophie with disease of the spinal cord, and medulla oblongata,* from volume L of the *Medico-chirurgical transactions;* London, 1867).

maître illustre, M. le professeur Cruveilhier, a commis la même erreur anatomo-pathologique, lorsqu'il a traité de la question historique de l'anatomie pathologique de l'atrophie musculaire progressive, — erreur trop souvent reproduite depuis lors par d'autres observateurs ; enfin, c'est parce que le fait clinique du pathologiste anglais me paraît au contraire présenter les caractères anatomo-pathologiques de la paralysie pseudo-hypertrophique. La vérité de ces assertions est facile à démontrer; je vais du moins essayer de le faire.

1° M. le professeur Cruveilhier, exposant, en 1853, la question historique des recherches qui ont été faites sur l'anatomie pathologique de l'atrophie musculaire graisseuse progressive (qu'il appelait paralysie musculaire progressive atrophique), a écrit : « Les résultats des observations microscopiques de M. le Dr Galliet (son ancien interne qui avait examiné les muscles d'un nommé Lecomte, mort dans son service consécutivement à cette maladie) est exactement semblable à celui de M. le Dr Edw. Meryon, médecin anglais, qui vient de publier dans *Medico-chirurgical Transactions*, 1832, t. XXXV, p. 72, une observation de transformation graisseuse des muscles volontaires, sous le titre suivant : *On granular, and fatty degeneration of the voluntary muscles* » (1).

Cette opinion de mon vénéré maître, que j'ai eu le regret d'avoir à contester sitôt qu'elle a été formulée (2), ne saurait être attribuée qu'à une sorte de lapsus. En effet, s'il avait eu le temps de lire attentivement l'observation de M. Meryon, je suis convaincu qu'il n'y aurait trouvé aucun des caractères cliniques de l'atrophie musculaire graisseuse progressive. D'un autre côté, l'examen microscopique des fibres musculaires du sujet qui a succombé dans son service, lui aurait montré les caractères anatomiques vrais de la dégénérescence graisseuse de ces fibres (petitesse, confluence et égalité des granulations graisseuses), caractères qui n'existent certainement pas dans les figures où M. Meryon prétend avoir représenté cette espèce de nécrobiose, ou régression musculaire (3). Il lui aurait suffi, pour s'en convaincre, de

(1) Cruveilhier, *Paralysie musculaire atrophique progressive* (*Arch. gén. de méd.*, 1853, p. 526).

(2) *Loc. cit.*

(3) Voy., *loc. cit.*, les 4 figures jointes au mémoire de M. Meryon.

comparer plus attentivement à ces figures celles que je lui avais montrées, et qui avaient été dessinées sous mes yeux par M. Mandl, d'après les fibres de son sujet atrophique (voy. fig. 26, 27, 28, 29 et 30). L'exactitude des différents degrés de la dégénérescence ou régression graisseuse musculaire qu'elles représentent est confirmée par leur ressemblance avec les figures 20 et 21, pl. II, qui ont été dessinées récemment par M. Ordoñez, micrographe non moins autorisé que M. Mandl, et qui représentent la même altération de la fibre musculaire.

2° Les considérations exposées précédemment (p. 20), sur les caractères différentiels de la dégénérescence graisseuse vraie et de l'altération apparente des fibres musculaires, me dispensent d'insister davantage sur ce point. Je me bornerai à faire remarquer que les fibres musculaires représentées dans les figures de M. Meryon ont un aspect qui rappelle assez bien celui des fibres musculaires de la paralysie pseudo-hypertrophique, lorsque, ayant perdu leur striation, elles sont entourées de quelques vésicules adipeuses, disséminées et de grosseur inégale (voyez fig. 18, pl. II), vésicules qui paraissent contenues dans leur sarcolemme, et qui cependant leur sont extrinsèques.

Une considération qui doit faire admettre que telle était en effet l'altération musculaire anatomique, chez le jeune garçon de M. Meryon, c'est que la paralysie pseudo-hypertrophique est la seule maladie à laquelle on puisse rapporter les symptômes exposés dans son observation.

Cette observation est, il est vrai, bien incomplète; elle ne nous apprend pas si le petit malade présentait, pendant la station et la marche, l'ensellure particulière qui est un des caractères de la paralysie pseudo-hypertrophique, ni s'il marchait en se balançant latéralement, à chaque pas (en se dandinant). Peut-être M. Meryon, qui a été appelé à l'observer tardivement, alors que la paralysie était généralisée, ne l'a-t-il pas vu debout ou marchant. Quoi qu'il en soit, tout le monde aujourd'hui reconnaîtra la paralysie pseudo-hypertrophique, dans l'ensemble des symptômes et dans la marche de la maladie dont il a rapporté l'observation.

Si l'on considère maintenant que trois autres frères de ce sujet ont été atteints de la même maladie, au même âge et de la même manière, c'est-à-dire d'une affection musculaire qui a débuté, dans la première enfance, par les membres inférieurs, qui les a affaiblis d'emblée en masse, qui a augmenté excessivement le volume de leurs muscles, qui enfin, en progressant et en se généralisant, a suivi une marche ascendante ; si, d'autre part, on se rappelle — ce que j'ai dit précédemment — que l'atrophie musculaire de l'enfance débute par la face, s'étend plusieurs années après aux membres supérieurs et au tronc, qu'elle atrophie successivement et irrégulièrement les muscles dont la contractilité volontaire et électrique est abolie seulement après l'altération du tissu musculaire, qu'elle n'atteint enfin les membres inférieurs qu'après les membres supérieurs, c'est-à-dire que sa marche est descendante ; lorsque, dis-je, on aura établi ce parallèle, il ne sera plus possible de confondre, ainsi qu'on l'a fait, la maladie (la paralysie pseudo-hypertrophique) dont les sujets de M. Meryon ont été atteints avec l'atrophie musculaire graisseuse progressive de l'enfance.

L'observation clinique assurément aurait, avec le temps, fait justice de ces erreurs de diagnostic, et j'aurais pu, à la rigueur, me dispenser d'exposer les considérations critiques dans lesquelles j'ai essayé de les redresser. Mais c'était, je le répète, pour moi une heureuse occasion de mettre mieux en relief les caractères diagnostiques différentiels dont j'avais à traiter.

## § II.

### *Diagnostic différentiel de la paralysie atrophique graisseuse de l'enfance et de la paralysie pseudo-hypertrophique.*

#### A. *Eléments de diagnostic de la paralysie atrophique graisseuse de l'enfance.*

Voici les éléments de diagnostic de la paralysie atrophique graisseuse de l'enfance :

1° *Début subit de la paralysie, en général, avec fièvre, et quelquefois sans fièvre, avec convulsions ou sans convulsions ;*

2° *Paralysie complète et en masse, au début, allant en diminuant et se localisant ensuite dans un plus ou moins grand nombre de muscles ;*

3° *Contractilité électrique affaiblie, dès la première période, dans les muscles paralysés, en raison directe du degré de la lésion de leur innervation; retour après un certain temps de cette contractilité électrique dans les muscles ou portions de muscles dont le tissu musculaire n'a pas été altéré;*

4° *Déformations partielles et variées des membres, dans une période très-avancée, consécutivement aux troubles occasionnés dans l'équilibre de leurs forces toniques musculaires, et arrêt de développement du système osseux dans les régions où siége la lésion nerveuse musculaire;*

5° *Lésion spinale primitive démontrée par le raisonnement, l'analogie et la pathologie comparée, et confirmée par quelques faits anatomo-pathologiques.*

Cet exposé sommaire des éléments de diagnostic de la paralysie atrophique graisseuse est le résumé des résultats de mes premières recherches sur cette affection musculaire de l'enfance, publiées en 1855 (1). Leur exactitude a été confirmée depuis lors, par de nombreux faits cliniques recueillis publiquement, soit dans ma clinique civile, soit dans ma pratique et dans les hôpitaux sous les yeux, sinon avec le concours d'observateurs dont le nom fait autorité dans la pathologie infantile, MM. Barthez, Blache, Bouvier et H. Roger. Quelques-uns de ces faits cliniques et les idées que je professe aujourd'hui sur la paralysie atrophique graisseuse de l'enfance, ont été exposés, en 1861, dans la seconde édition de mon *Traité d'électrisation localisée*, et en 1864, dans une bonne monographie de M. Duchenne (de Boulogne) fils (2). Enfin, ces éléments de diagnostic ne m'ont jamais fait défaut dans le diagnostic différentiel de la paralysie atrophique graisseuse de l'enfance, à quelque moment de la maladie que j'aie été appelé à le porter.

Cependant l'exactitude de quelques uns d'entre eux a été contestée; leur valeur diagnostique a été même rejetée d'une manière absolue, dans des leçons cliniques faites en 1867, à l'hôpital des Enfants-Malades, par M. Bouchut (3). — Je regrette

(1) *Traité d'électrisation localisée*, 1855.

(2) *Paralysie atrophique graisseuse de l'enfance* (*Archives gén. de méd.*, juin, juillet et septembre 1864.

(3) *De la Nature et du traitement des paralysies essentielles de l'enfance* (*paralysie myogénique, paralysie graisseuse atrophique, paralysie temporaire des enfants*). (*Union médicale*, 1867, n°s 130, 131 et 134.)

d'avoir à dire que les leçons professées par cet observateur sont venues répandre l'obscurité sur des questions de pathologie musculaire infantile, parfaitement claires pour tout le monde.

Le diagnostic différentiel de la paralysie atrophique graisseuse et de la paralysie pseudo-hypertrophique, qui fait le sujet de ce paragraphe, ne pouvant être déduit que de la comparaison des éléments de diagnostic de chacune de ces espèces morbides, il importe que l'exactitude de tous ces éléments soit parfaitement démontrée. C'est pourquoi je me crois dans l'obligation de réhabiliter immédiatement la valeur diagnostique, méconnue par M. Bouchut, de l'un des signes les plus importants de la paralysie atrophique graisseuse de l'enfance : la diminution ou l'abolition de la contractilité électrique dans les muscles paralysés, au moment où ils ne sont pas encore altérés dans leur texture. Le fait suivant va mettre en relief l'exactitude et l'importance de ce signe.

Obs. XXII. — *Paralysie atrophique graisseuse, chez un enfant de 15 mois, limitée au membre supérieur droit. Pronostic grave mis en lumière, le cinquième jour de la maladie, par l'exploration électro-musculaire.*— Une petite fille (Marie Bretonne), âgée de 15 mois, d'une bonne santé habituelle, est couchée bien portante. Sa mère s'aperçoit, en la prenant au milieu de la nuit, dans son berceau, pour lui donner le sein, que son membre supérieur droit est complétement inerte. Cinq jours après (le 15 juin 1853), cette enfant m'est présentée par sa mère qui paraît très-rassurée, parce que, dit-elle, son enfant n'a eu ni fièvre, ni convulsions, parce que sa santé n'en a pas paru dérangée, et surtout parce que, depuis deux jours, quelques mouvements de la main et du poignet sont déjà revenus. Je constate en effet qu'elle peut fléchir les doigts et le poignet, mais que leurs mouvements d'extension et que tous les mouvements de l'avant-bras sur le bras, et du bras sur l'omoplate, sont abolis.

Quel est le pronostic de cette paralysie? Comme le membre paralysé est déjà un peu atrophié, principalement au niveau de l'épaule, je dis à la mère de cette petite fille que je n'ose partager son espoir, mais que je dois faire des réserves jusqu'après l'exploration électro-musculaire. Alors celle-ci m'apprenant que l'excitabilité électrique est déjà considérablement affaiblie dans le deltoïde, le triceps brachial, le biceps brachial et le brachial antérieur, je lui déclare que l'existence de ces muscles est en grand danger, tandis que les autres muscles dont l'excitabilité est beaucoup moins altérée, recouvriront leur motilité volontaire dans un temps plus ou moins prochain. Huit jours après, en effet, l'atrophie de l'épaule et du bras avait augmenté considérablement, et les muscles de ces régions ne montraient plus la moindre contractilité apparente sous l'influence d'un courant d'induction des plus intenses et par les rhéophores humides appliqués sur la peau. Un mois plus tard, les mouvements d'extension des doigts et du poignet, et celui de pronation étaient revenus; mais la paralysie persistait dans les autres muscles moteurs de l'avant-bras et du bras. J'ai revu cette petite fille en 1864, et j'ai constaté que mon pronostic, dont la gravité avait été mise en lumière par l'exploration électro-musculaire, ne s'était que trop bien réalisé.

Combien de fois appelé à poser non-seulement le diagnostic de la paralysie atrophique graisseuse de l'enfance, mais surtout son pronostic, ai-je pu, après avoir examiné l'état de la contractilité électro-musculaire, annoncer, à coup sûr, comme dans le cas précédent, la marche et la terminaison de l'affection musculaire, dans chaque cas particulier et dans chacun des muscles.

Que l'on me suppose, par exemple, en présence de plusieurs cas de paralysie atrophique graisseuse de l'enfance, datant de quelques jours (d'un demi-septénaire à un septénaire) et qui se ressemblent non-seulement par l'étendue et par la localisation de la paralysie mais aussi par les symptômes qui l'ont précédée ou accompagnée. L'exploration électro-musculaire m'apprendra — qu'ici la paralysie est légère et qu'elle guérira promptement, sans laisser de traces; — que là, au contraire, les muscles paralysés ou la plupart d'entre eux sont menacés d'atrophie et de dégénérescence graisseuse, comme on en voit un exemple dans la figure 34 qui représente un enfant de 11 ans, chez lequel, après une courte convulsion non suivie de fièvre, les muscles abdominaux ont été frappés de paralysie en masse, se sont atrophiés ensuite et ont subi probablement la dégénérescence grais-

(Fig. 34.)

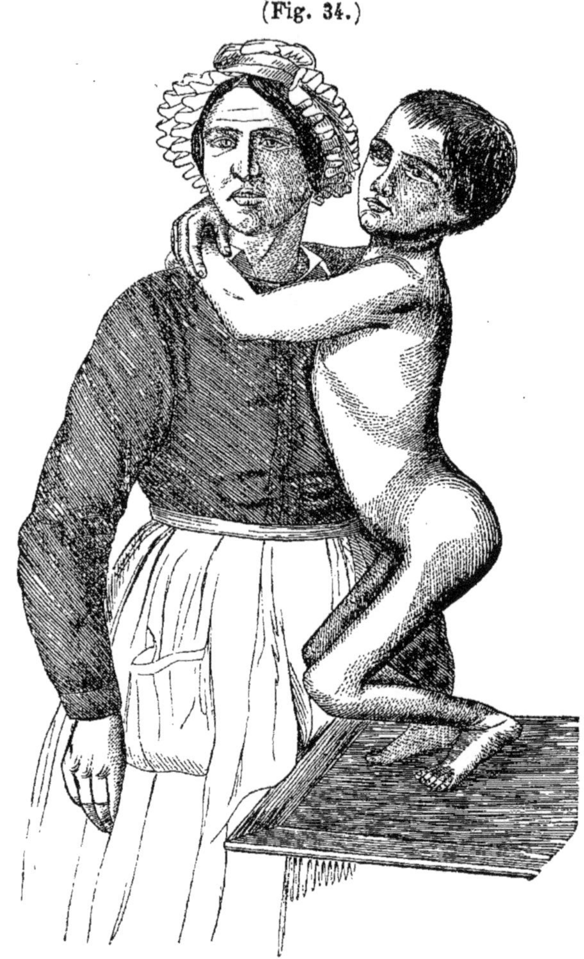

Figure 34. — Garçon âgé de 11 ans, atteint de paralysie atrophique graisseuse, à 3 ans, sans cause connue. — Après quelques convulsions non suivies de fièvre, perte complète des mouvements des membres inférieurs, et atrophie rapide de leurs muscles moteurs. — Photographié à 11 ans, suspendu au cou de sa mère. A cette époque, on ne retrouvait plus, à l'exploration électrique, que quelques muscles moteurs des membres inférieurs; ils étaient très-atrophiés.

seuse. — Dans d'autres cas, elle me permettra d'annoncer que la plupart des muscles retrouveront, avec le temps, leur motilité, mais qu'un certain nombre d'entre eux s'atrophieront à des degrés divers et que la dégénérescence graisseuse se localisera dans un muscle ou dans quelques muscles; ce qui fera prévoir telle ou telle déformation des membres, ou tel ou tel pied bot, dont j'ai représenté des exemples dans des figures dessinées d'après nature, et dont j'ai exposé ailleurs le mécanisme (1).

Eh bien ! cette précision de diagnostic et de pronostic, dans la première période de la paralysie atrophique graisseuse de l'enfance, a reposé, dans tous ces cas, principalement sur la connaissance du degré d'affaiblissement de la contractilité électro-musculaire, combinée, bien entendu, avec l'analyse des autres symptômes.

Tels sont les résultats importants que j'obtiens, depuis une vingtaine d'années, de l'application de la faradisation localisée à l'étude du diagnostic de la paralysie atrophique graisseuse de l'enfance, résultats si constants que, de la diminution ou de la perte de la contractilité électro-musculaire, j'ai fait l'élément diagnostique et pronostique principal de cette paralysie infantile.

C'est de cet élément de diagnostic et de pronostic que M. Bouchut est venu contester la valeur, en soutenant que *la perte de la contractilité électrique n'existe, dans la paralysie atrophique graisseuse, que lorsque la lésion est très-avancée, c'est-à-dire lorsque les muscles sont détruits* (2).

Cette assertion, je puis l'affirmer, est erronée; car tout le monde pourra constater sur le vivant, à l'aide de l'emporte-pièce histologique ou de tout autre instrument analogue, que, dans cette paralysie à sa première période, la structure de la fibre musculaire est encore parfaitement normale, alors même que la contractilité électro-musculaire n'est plus appréciable (3).

---

(1) Duchenne (de Boulogne), *Électrisation localisée*, 2e édition, et *Physiologie des mouvements*, 1866.

(2) *Loc. cit.*, p. 224. Et plus haut on lit cette autre assertion : « La perte de la contractilité électrique peut exister dans les anciennes paralysies cérébrales », assertion contre laquelle protestent mes longues recherches exposées dans les deux éditions de mon *Traité d'électrisation localisée*.

(3) J'ai constaté ce phénomène pathologique dans bien d'autres affections musculaires. Je possède un muscle extenseur commun des doigts provenant d'un individu atteint depuis quinze ans de paralysie saturnine. J'avais constaté avec Aran, qui a fait l'autopsie de ce malade, que ce muscle ne se contractait plus par l'excitation électrique, même par l'électro-puncture.

Est-il besoin de faire observer que par l'électro-puncture on obtiendra quelquefois encore de faibles contractions, quand les muscles, excités à travers la peau avec des rhéophores humides, paraîtront avoir perdu complétement leur excitabilité. C'est ce que j'ai dit depuis longtemps. Mes puissants appareils d'induction

Voyons donc par quel élément de diagnostic M. Bouchut propose de remplacer l'exploration électro-musculaire. « Le meilleur moyen, dit-il, de reconnaître la paralysie graisseuse de l'enfance, est l'examen histologique (1), et cela en allant chercher sur le vivant des parcelles de muscles paralysés...... » Quelle serait donc la perplexité des familles, et même du médecin, s'il fallait attendre pour établir le diagnostic de cette maladie, malheureusement trop fréquente, que l'instrument eût ramené des portions de muscles dégénérées ! Et puis, pour juger du degré de lésion des muscles paralysés, il faudrait aller piquer chacun des muscles et leur enlever des fragments, afin de les examiner au microscope ! Je doute fort que ce moyen de diagnostic puisse jamais devenir usuel. Quant à moi, depuis 1865, je n'y ai recouru que dans les cas difficiles et exceptionnels.

En somme, il ressort de tout ce qui précède que la perte de la contractilité électro-musculaire, observée dans la première période de la paralysie atrophique graisseuse de l'enfance (c'est-à-dire avant la transformation graisseuse), est due à la lésion de cette propriété dynamique, et que la connaissance du degré de cette lésion est un des éléments les plus précieux de diagnostic et de pronostic de cette maladie.

Étant maintenant bien déterminés les éléments de diagnostic de la paralysie atrophique graisseuse de l'enfance, la comparaison de ces éléments avec *ceux de la paralysie pseudo-hypertrophique* va rendre des plus faciles le diagnostic différentiel de ces deux maladies.

---

me dispensent ordinairement de recourir, chez les enfants, à ce procédé très-douloureux.

Faut-il aussi rappeler que j'ai démontré en 1846 (dans un mémoire adressé à l'Académie des sciences sous ce titre : *L'Irritabilité électro-musculaire n'est pas nécessaire à la motilité*) qu'un muscle peut ne plus se contracter sous l'influence de l'excitation électrique, alors même qu'il possède sa contractilité volontaire ? Dirai-je encore que ce phénomène étrange a été confirmé par l'expérimentation et annoncé en 1865 par M. Cl. Bernard, dans ses leçons du Collége de France ? Et M. Bouchut aurait la prétention d'effacer d'un trait de plume tous ces faits acquis à la science !

(1) *Loc. cit.*

B. *Caractères diagnostiques différentiels de la paralysie atrophique graisseuse de l'enfance et de la paralysie pseudo-hypertrophique.*

1° J'ai entendu professer, en 1864, par M. Roger, dans ses excellentes leçons cliniques de l'hôpital des Enfants, que la paralysie atrophique graisseuse de l'enfance débute toujours par de la fièvre. Comme, pour tout observateur attentif, cette paralysie infantile ne peut être attribuée qu'à une myélite aiguë primitive, — ce que j'aurai bientôt à démontrer, — il est en effet difficile de concevoir qu'une affection aussi grave et qui atrophie ou détruit aussi rapidement les muscles paralysés, puisse débuter sans provoquer une réaction fébrile. Cependant j'ai à opposer à l'opinion si rationnelle de M. Roger quelques faits cliniques, exceptionnels, il est vrai, mais qui m'ont demontré, d'une manière incontestable, que cette paralysie infantile apparaît quelquefois, sans la moindre fièvre appréciable, pendant le jour et, pour ainsi dire, dans les bras des mères les plus attentives.

Quoi qu'il en soit, la fièvre qui, dans la grande majorité des cas, signale l'invasion de la paralysie atrophique graisseuse de l'enfance, distinguera presque toujours, au début, cette affection de la paralysie pseudo-hypertrophique que je n'ai vue, dans aucun cas, être précédée ou accompagnée de fièvre.

2° Dès le début de la paralysie atrophique graisseuse de l'enfance, la paralysie musculaire est, en général, ou hémiplégique, ou paraplégique, ou croisée, ou limitée tantôt à l'un des membres supérieurs ou des membres inférieurs, tantôt à une portion de ces membres.

Au début de la paralysie pseudo-hypertrophique, la lésion du mouvement apparaît toujours de la même manière ; à ce moment, elle affecte la motricité des membres inférieurs à peu près également de chaque côté et celle des spinaux lombaires ; quelquefois aussi les mouvements des membres supérieurs sont en même temps légèrement atteints.

3° Au début de la paralysie atrophique graisseuse de l'enfance, la lésion du mouvement arrive tout à coup à son maximum, c'est-à-dire que l'abolition de la contractilité volontaire est complète dans les muscles ou dans les portions de muscles atteints par la maladie. Bientôt les muscles les moins lésés dans leur innervation recouvrent leur motilité, tandis que les autres seuls restent paralysés et éprouvent d'autres altérations dont il sera bientôt question.

Dans la paralysie pseudo-hypertrophique, les mouvements sont seulement affaiblis pendant la première période et ne se perdent peu à peu et complétement qu'à une période ultime (la troisième période).

4° Je viens de démontrer que la diminution de la contractilité électro-musculaire est l'élément de diagnostic principal de la paralysie atrophique graisseuse de l'enfance à sa première période. Je crois que ce signe peut servir à différencier la paralysie atrophique graisseuse de la paralysie pseudo-hypertrophique à sa première période, où j'ai constaté, dans les deux cas que j'ai eu l'occasion d'observer à cette première période (voyez obs. IX et XIII), que les muscles possédaient leur irritabilité électrique normale. — On trouvera peut-être que deux faits ne suffisent pas pour résoudre complétement cette question; je ferai moi-même quelques réserves sur ce point.

5° L'un des caractères qui, dans la paralysie atrophique graisseuse de l'enfance, frappe d'abord la vue de l'observateur, c'est la diminution de volume des membres aussitôt qu'ils sont paralysés, diminution d'autant plus rapide et plus grande que l'innervation des muscles paralysés est lésée plus profondément.

C'est le contraire, on le sait, que l'on observe dans la paralysie pseudo-hypertrophique. Aussi, la vue suffit-elle ordinairement pour distinguer ces deux maladies (voy. comparativement la fig. 34 et les fig. 1, 2, 3, 4, 6 et 11).

Mais je suppose que l'on soit appelé à poser son diagnostic dans une période ultime de la paralysie pseudo-hypertrophique et que, sous l'influence d'une cause quelconque, les masses musculaires, dont le volume avait considérablement augmenté, aient fondu, pour ainsi dire, comme cela est arrivé dans la troisième période de la maladie, chez le sujet représenté dans les figures 1 et 2 (voy. obs. I); si, en outre, les membres supérieurs sont paralysés en masse et également atrophiés, si, enfin, les antécédents viennent à manquer, on pourra se croire en présence d'une paralysie atrophique graisseuse de l'enfance. C'est dans ces circonstances que l'examen de l'état anatomique des muscles paralysés, fait sur le vivant au moyen de l'emporte-pièce histologique, devient nécessaire pour distinguer la paralysie pseudo-hypertrophique de la paralysie atrophique graisseuse de l'enfance. L'examen microscopique montrant alors, en effet, non-seulement l'atrophie des muscles, mais aussi la dégénérescence granuleuse ou graisseuse de leurs fibres musculaires et la substitution graisseuse de leur tissu interstitiel, il devient impossible de confondre avec elle la paralysie pseudo-hypertrophique dans laquelle la lésion anatomique des muscles est bien différente. (Ce que j'ai déjà dit des caractères différentiels de ces deux espèces d'altération anatomique des muscles, en traitant du diagnostic anatomique différentiel de l'atrophie musculaire graisseuse progressive et de la paralysie pseudo-hypertrophique, me dispense d'entrer ici dans plus de détails.)

6° L'arrêt de développement des os, dans les régions envahies par la paralysie atrophique graisseuse de l'enfance est un phénomène morbide constant dans cette maladie. Il est, en général, en raison directe de la lésion musculaire. Ainsi, lorsque la paralysie siége dans l'un des membres inférieurs, l'arrêt de développement peut produire en quelques années une différence de longueur de 6 à 8 centimètres entre les deux membres. Il en est de même pour les membres supérieurs.

Cet arrêt de développement du système osseux n'est pas toujours proportionné à la lésion musculaire, car j'ai observé entre autres, avec M. Barthez, un cas de paralysie de l'un des membres inférieurs, dont les muscles avaient recouvré leur motilité et leur volume à peu près normal, et chez lequel cependant ce membre a offert, après trois ans, une différence de longueur de 4 centimètres et demi.

Lorsque les deux membres inférieurs sont paralysés, c'est quelquefois celui dont les muscles ont été moins profondément lésés dans leur nutrition qui se développe le moins en longueur.

L'arrêt de développement du système osseux, dans les régions atteintes par la paralysie, peut être considéré, dans la question de diagnostic différentiel que j'agite ici, comme un des éléments diagnostiques de la paralysie atrophique graisseuse de l'enfance, car on n'observe rien de semblable dans la paralysie pseudo-hypertrophique.

La paralysie atrophique graisseuse de l'enfance offre aussi une grande variété de déformations et de pieds bots, résultant des troubles occasionnés dans l'équilibre des forces musculaires qui meuvent les articulations, tandis que, dans la paralysie pseudo-hypertrophique, on n'observe jamais qu'un équin avec griffe des orteils.

7° La pathogénie de la paralysie atrophique graisseuse de l'enfance et de la paralysie pseudo-hypertrophique offre aussi des caractères qui peuvent servir à distinguer ces deux maladies l'une de l'autre.

Lorsqu'en effet je traiterai de la pathogénie de la paralysie pseudo-hypertrophique, je démontrerai que ni l'analogie, ni aucune donnée physiologique ne conduisent à attribuer cette affection musculaire à une lésion primitive quelconque de la moelle.

Dans la paralysie atrophique graisseuse de l'enfance, au contraire, le raisonnement par analogie fait remonter nécessairement l'observateur à une lésion spinale primitive, qui seule peut rendre compte de l'ensemble des symptômes (paralysie de la contractilité volontaire, diminution ou perte de la contractilité électro-musculaire, et consécutivement dégénérescence granuleuse ou graisseuse).

Depuis longtemps je professe cette opinion; voici en effet ce que j'écrivais en 1854 : « En raisonnant par analogie, j'ai été conduit à penser que le point de départ de ces paralysies de l'enfance pouvait résider dans le système nerveux spinal. En effet, dans presque toutes les lésions traumatiques de la moelle qu'il m'a été donné d'observer chez l'adulte, les désordres musculaires symptomatiques de la lésion médullaire sont exactement les mêmes que ceux observés dans les paralysies atrophiques de l'enfance. Dans les unes et les autres, la paralysie marque le début de la maladie; puis, après un temps plus ou moins long, les muscles qui dépendent des points de la moelle les plus légèrement atteints, recouvrent leur motilité volontaire et leur nutrition, tandis que ceux qui reçoivent leur influx nerveux des points plus profondément lésés, s'atrophient ou deviennent graisseux. Il est difficile de ne pas reconnaître, dans des phénomènes aussi semblables, l'expression symptomatique d'une lésion analogue de la moelle » (1).

Heine, qui dans un excellent travail avait étudié cette paralysie infantile, au point de vue des déformations qu'elle occasionne (2), a proposé en 1860 de l'appeler *paralysie spinale* (3), sans appuyer cette dénomination sur le moindre fait anatomo-pathologique nouveau.

M. Roger, s'appuyant dans ses leçons cliniques sur deux nécropsies faites, l'une dans son service, en 1863, l'autre dans le service de M. Bouvier, en juin 1863, et annonçant qu'à l'examen microscopique on avait trouvé une altération incontestable des cordons antérieurs de la moelle, a proposé d'adopter la dénomination de Heine.

Avant d'accepter définitivement cette dénomination de *paralysie spinale* de l'enfance, je crois qu'il faut encore attendre que de nouvelles autopsies faites à une époque assez rapprochée du début de cette paralysie infantile, aient montré les lésions anatomiques que l'on observe dans la myélite aiguë de l'adulte (4).

---

(1) *De l'Électrisation localisée*, etc., 1855, p. 845, et *Gazette hebdomadaire*, 1854.

(2) *Beobachtungen über Lumungszustände der untezextrâmitâten und deren Beandlung*. Stuttgart, 1848 (Observations sur les paralysies des extrémités inférieures).

(3) *Spinale Kinderlähmung*. Stuttgart, 1860.

(4) Cette digression sur la pathogénie de la paralysie atrophique graisseuse de l'enfance a encore été rendue nécessaire par l'opinion exprimée sur cette question par M. Bouchut, dans ses leçons cliniques de 1867.

S'appuyant sur un cas de paralysie atrophique graisseuse de l'enfance, recueilli dans son service et dans lequel l'autopsie n'avait révélé aucune lésion appréciable de la moelle, et s'autorisant de trois faits empruntés, deux au chapitre *Paralysie essentielle* du *Traité clinique et pratique des maladies de l'enfance*, par MM. Rilliet et Barthez, et l'autre à M. Edw. Meryon (*loc. cit.*), cet observateur, dis-je, a soutenu, contrairement à l'opinion générale, que dans cette affection *c'est la maladie du muscle qui produit la paralysie et consécutivement l'atrophie graisseuse*. Il a conséquemment proposé de l'appeler *paralysie myogénique*. Enfin il a prétendu que cette manière de voir s'autorise de certains faits encore peu connus de pathologie comparée ; qu'en effet, chez le cheval, après une longue fatigue, il arrive quelquefois que le train postérieur cesse de se mouvoir librement, ou qu'une paralysie subite se montre chez un animal qui a travaillé toute la journée ; que, dans ces cas, l'*autopsie, pratiquée deux ou trois jours après l'accident, a montré que tous les muscles du train postérieur paralysé sont jaunâtres, gra-*

En somme, ces faits anatomo-pathologiques viennent appuyer le raisonnement et l'analogie qui démontrent que la paralysie atrophique graisseuse de l'enfance doit être produite par une lésion spinale primitive, ce qui la distingue de la paralysie pseudo-hypertrophique à laquelle on ne saurait attribuer une pareille origine.

---

*nuleux, infiltrés de graisse,* tandis que ceux des membres antérieurs ont leur couleur rouge naturelle et sont sains ; que la *moelle épinière est saine et que l'atrophie musculaire n'a pas eu le temps de se produire.* « Il est incontestable, dit-il, que ces faits ont une grande analogie avec la paralysie graisseuse de l'enfance. » (*Loc. cit.*, p. 184.)

Cette question de pathogénie a été discutée à la Société de médecine de la Seine, dans sa séance du 7 mars 1868 ; voici les conclusions de mon argumentation contre l'opinion de M. Bouchut :

Les faits que j'ai eu l'honneur d'exposer à la Société démontrent :

1° Que par leur symptomatologie, par leur marche et par leurs altérations musculaires consécutives (atrophie et dégénérescence granuleuse ou graisseuse), la paralysie atrophique graisseuse de l'enfance et la paralysie spinale de l'adulte ont entre elles une parfaite ressemblance ;

2° Que raisonnant par analogie, il est rationnel d'en conclure à l'identité d'une lésion spinale primitive, dans la paralysie atrophique graisseuse de l'enfance et dans la paralysie spinale de l'adulte ;

3° Que cette hypothèse a été confirmée par l'examen microscopique de trois moelles provenant de sujets qui avaient été atteints de paralysie atrophique graisseuse de l'enfance ( deux d'entre eux ont été observés, en 1863, dans le service de M. Bouvier et H. Roger, et le troisième par M. Cornil ) ;

4° Que sur les quatre faits anatomo-pathologiques prétendus négatifs, opposés par M. Bouchut aux trois précédents, deux (ceux de MM. Rilliet et Barthez) qui lui-même les récuse ici) n'ont aucune espèce de valeur dans la présente question, et que le troisième (celui de M. Meryon) appartient à une autre espèce morbide (la paralysie pseudo-hypertrophique ), ainsi que je l'ai démontré précédemment ;

5° Que le fait anatomo-pathologique observé par M. Bouchut dans son propre service, et qui seul mérite d'être pris en considération, ne renverse pas les trois faits observés par MM. H. Roger, Cornil, Duchenne et Laborde, parce que, dans ce cas isolé et exceptionnel, la lésion inflammatoire primitive de la moelle peut bien avoir disparu, après plusieurs années ; ce que l'on observe du reste quelquefois, chez l'adulte, dans des lésions inflammatoires primitives de la moelle ;

6° Que la pathologie comparée, invoquée par M. Bouchut à l'appui de son opinion, est contraire à sa doctrine ; car, dans le cas particulier sur lequel il se fonde, la paralysie subite (chez le cheval de trait, après un travail forcé), qu'il attribue à une lésion musculaire, est, de l'avis des observateurs les plus autorisés, produite en général par une lésion primitive de la moelle ou des nerfs (c'est ce qui ressort de la savante discussion soulevée sur cette question en 1865, par M. Boulay, à la Société impériale et centrale de médecine vétérinaire. (Voy. *Arch. gén. de méd. : Revue vétérinaire* de 1864 et 1865, vol. II, p. 78.)

## § III.

### *Diagnostic différentiel de la marche tardive, de quelques autres états pathologiques ou anormaux, et de la paralysie pseudo-hypertrophique à sa première période.*

Toutes les fois que la paralysie pseudo-hypertrophique s'est déclarée dans la première enfance, mes petits malades n'ont commencé à marcher que vers l'âge de 2 à 3 ans. La connaissance de ce fait jetera, je le crains du moins, l'inquiétude dans les familles et préoccupera même le médecin, lorsqu'un enfant ne commencera pas à marcher à l'époque où cette fonction se développe habituellement, et surtout lorsque le retard de la marche sera considérable.

Il est donc nécessaire de rechercher quelles peuvent être, chez l'enfant, les causes de la marche tardive, étrangères à la paralysie pseudo-hypertrophique, afin d'en établir le diagnostic différentiel.

A. *Marche tardive par arrêt de développement de la faculté coordinatrice qui préside à l'équilibration et aux mouvements instinctifs de la marche.*

A peine l'enfant a-t-il atteint l'âge de 12 à 15 mois, qu'il cherche à se tenir debout ; alors, si on le soutient sous les aisselles, il porte instinctivement et alternativement en avant ses membres inférieurs, en commençant à infléchir leurs segments les uns sur les autres, comme pour exécuter les différents temps de la marche.

Mais il arrive quelquefois qu'un enfant, âgé de 1 an 1/2 et même de 2 à 3 ans, s'affaisse, dès que l'on veut le placer dans la station debout, et qu'il ne cherche pas encore à porter ses membres en avant, lorsque l'on veut lui apprendre à marcher. Et cependant cet enfant exécute tous ses mouvements normalement, s'il est couché ou assis.

Ce retard de la marche peut être occasionné par un arrêt de développement de la faculté de coordonner les contractions musculaires qui sont nécessaires à l'équilibration et aux mouvements instinctifs de la marche. J'ai, en effet, été souvent consulté pour cette espèce de retard de la marche; je n'en citerai qu'un exemple remarquable, qui montre que tous les enfants d'une même famille n'ont commencé à marcher que vers l'âge de 2 à 3 ans.

Obs. XXIII. — *Marche tardive par arrêt de développement de la faculté coordinatrice qui préside à l'équilibration et aux mouvements instinctifs de la marche.* — En juillet 1867, un garçon de 3 ans et demi m'est présenté, parce qu'il n'a jamais pu se tenir debout et qu'il ne fait encore aucun mouvement instinctif pour marcher, lorsqu'on le soutient sous les aisselles. Sa santé a toujours été bonne; ses membres sont bien développés; ses mollets sont fermes et assez gros; il exécute tous ses mouvements normalement s'il est assis ou couché; mais, dès que, le soutenant sous les aisselles, on veut le faire tenir debout ou marcher, il s'affaisse et ses membres inférieurs ne font aucun des mouvements instinctifs, exécutés par tous les enfants, quoi que l'on fasse pour l'exciter à marcher. Cependant son intelligence est ordinaire. Sa contractilité électro-musculaire est normale. L'examen microscopique des ses gastro-cnémiens dont je suis allé chercher des fragments, à l'aide de mon emporte-pièce histologique, ne m'a montré aucune altération anatomique de ces muscles, c'est-à-dire ni finesse de la striation transversale des fibres musculaires, ni hyperplasie du tissu connectif interstitiel.

N'ayant rencontré, chez cet enfant, aucun des signes anatomiques de la paralysie pseudo-hypertrophique, et apprenant que trois autres enfants de la même famille et que sa mère elle-même n'avaient pas commencé à marcher avant l'âge de 2 ans à 2 ans et demi, j'avais été porté à attribuer le retard de sa marche à un arrêt de développement de la faculté coordinatrice qui préside à l'équilibration et aux mouvements instinctifs de la marche. L'intégrité de l'état anatomique de ses muscles confirma ce diagnostic. Alors, présumant qu'il ne pouvait tarder à marcher, j'ai conseillé l'expectation. Deux mois après, il m'a été présenté de nouveau et alors il essayait déjà à se tenir debout et commençait à porter ses membres inférieurs en avant. Enfin il est arrivé, un peu lentement il est vrai, à marcher et à courir comme les autres enfants. Je n'ai d'ailleurs observé, chez lui, lorsqu'il a commencé à marcher, aucun des symptômes qui caractérisent la première période de la paralysie hypertrophique : l'écartement des jambes, le dandinement du tronc et l'ensellure, pendant la déambulation.

Ce fait, dans lequel il n'y avait pas d'affaiblissement dans la motricité, démontre donc que le retard de la marche peut être occasionné par un arrêt de la faculté coordinatrice qui préside à l'équilibration et aux mouvements instinctifs de la marche. Qu'on se le rappelle, lorsqu'on aura à porter le diagnostic de la paralysie pseudo-hypertrophique à sa première période et dans la première enfance.

B. *Marche tardive occasionnée par certaines paralysies de cause cérébrale.*

On a vu que la plupart des sujets qui, dans la première enfance, avaient été atteints de paralysie pseudo-hypertrophique, étaient d'une intelligence obtuse, presque idiots; qu'ils avaient parlé très-tard et difficilement; qu'ils présentaient un double équin avec griffe des orteils.

Or ces mêmes phénomènes morbides s'observent chez des enfants affectés de certaines lésions cérébrales (méningite, tumeur encéphalique). Lorsque la paralysie est hémiplégique, ou bien si, étant généralisée ou localisée dans les membres inférieurs, elle a aboli complétement ou presque entièrement les mouvements, enfin s'il se produit en même temps des contractures et des spasmes réflexes, dans ces circonstances, dis-je, le diagnostic ne saurait être incertain.

Mais il n'en est plus de même, lorsque les membres inférieurs sont seulement affaiblis, surtout si leurs muscles moteurs sont fermes et un peu forts. J'avoue que, dans mes premières recherches jusqu'en 1861, je me suis plusieurs fois laissé tromper par les points de ressemblance qui existent entre ces cas de paralysie cérébrale congénitale et la paralysie pseudo-hypertrophique de la première enfance. Cependant, avec une observation attentive et en analysant comparativement les symptômes de ces deux maladies, j'ai pu rectifier mon jugement, et mieux connaître leurs signes diagnostiques différentiels que je vais exposer sommairement.

1° Les contractions réflexes qui, dans la paralysie de cause cérébrale, se produisent dans les membres inférieurs ne s'observent pas dans la paralysie pseudo-hypertrophique. 2° Lorsque les petits malades atteints d'une faiblesse causée par une lésion cérébrale commencent à marcher, au lieu de se renverser en arrière et d'écarter les jambes, comme dans la paralysie pseudo-hypertrophique, ils infléchissent au contraire le tronc un peu en avant, et leurs membres inférieurs tendent à s'entre-croiser pendant la déambulation. 3° Lorsqu'ils arrivent à marcher seuls, ils n'inclinent pas latéralement le tronc alternativement, de chaque côté, comme dans la paralysie pseudo-hypertrophique. 4° Voici encore un signe diagnostique différentiel, mais qui ne peut pas toujours servir dans la paralysie pseudo-hypertrophique : dans la simple paralysie de cause cérébrale, la contractilité électro-musculaire est toujours conservée. — Je n'ai pas encore trouvé d'exceptions à cette règle que j'ai formulée depuis longtemps. — Or, dans la paralysie pseudo-hypertrophique, elle a été trouvée tantôt diminuée ou abolie et tantôt normale, ainsi que je l'ai dit précédemment (page 40) ; l'abolition ou la diminution de cette propriété musculaire indiquera donc que la paralysie n'est pas seulement due à une lésion cérébrale.

C'est à l'aide de ces signes diagnostiques que j'ai toujours su distinguer ces paralysies cérébrales de la paralysie pseudo-hypertrophique à une période assez avancée. Il m'est arrivé cependant, dans des cas analogues à celui qui a été relaté dans l'observation III, surtout lorsque le développement des masses musculaires n'était pas très-considérable, d'avoir à confirmer mon diagnostic par l'examen microscopique de l'état anatomique des muscles affaiblis ; ce que l'emporte-pièce histologique rend aujourd'hui facile et inoffensif.

C. *Développement des masses musculaires plus prononcées, à l'état normal, dans les membres inférieurs que dans les membres supérieurs.*

Il est à remarquer que, chez la plupart des enfants qui ont été atteints de paralysie pseudo-hypertrophique, les membres inférieurs offraient déjà un assez fort développement des masses musculaires, au moment du début de la paralysie.

On doit savoir cependant que ces membres peuvent quelquefois présenter, dans l'enfance, une musculature très-développée, contrastant avec l'état grêle des membres supérieurs et du tronc, alors même que l'on n'observe aucun trouble dans la locomotion. Je vais en rapporter un exemple.

Obs. XXIV. — *Développement des masses musculaires plus considérable dans les membres inférieurs que dans les membres supérieurs, quoique dans des conditions normales, chez deux enfants d'une même famille; paralysie hystérique chez l'aînée.* — J'observe en ce moment un développement assez considérable de la musculature des membres inférieurs, qui contraste avec l'état grêle des membres supérieurs et du tronc, chez une petite fille âgée de 6 ans qui a marché de bonne heure et normalement (elle rappelle un peu le sujet représenté dans les fig. 1 et 2). Sa sœur aînée, âgée de 14 ans, présente ce même développement des muscles moteurs des membres inférieurs, sans éprouver de troubles dans la locomotion. Les parents de ces enfants ont remarqué seulement que leur force n'était pas en rapport avec cette grosseur des mases musculaires. — J'ai observé cette même conformation dans plusieurs familles, chez des enfants qui l'avaient héritée de leur père ou de leur mère. Il serait intéressant de rechercher si on la rencontre dans certaines races, de même que l'on a signalé chez le nègre et les Indoux un plus grand développement des masses musculaires dans les membres supérieurs que dans les membres inférieurs. — Personne assurément ne verra dans cette prédominance de la musculature des membres inférieurs sur les supérieurs, un signe précurseur de la paralysie pseudo-hypertrophique. Mais il n'en sera plus de même si, dans ces circonstances, il survient un trouble quelconque dans la locomotion. C'est ce qui est arrivé pour l'aînée des deux filles dont il vient d'être question. Elle n'a jamais été aussi agile que les autres enfants de son âge, et depuis quelques mois elle est atteinte d'un affaiblissement des membres inférieurs, beaucoup plus prononcé à gauche. Etait-ce une paralysie pseudo-hypertrophique? Si j'ajoute que cette jeune fille avait perdu la sensibilité dans tout le côté gauche du corps et qu'elle était hystérique, le diagnostic ne saurait être un instant douteux; c'était évidemment une paralysie hystérique. Mais, si ces signes avaient fait défaut, il m'aurait suffi, pour dissiper tous les doutes, de faire remarquer qu'elle ne présentait pas les autres signes positifs de la paralysie pseudo-hypertrophique, à savoir, l'écartement des jambes et l'ensellure pendant la déambulation. En outre, l'examen de l'état anatomique des muscles, à l'aide de l'emporte-pièce histologique, aurait montré, à une période plus avancée, l'intégrité du tissu musculaire insterstitiel.

D'autres affections, occasionnant des troubles de la locomotion, par exemple le mal vertébral, la coxalgie au début, la luxation congénitale ou l'absence congénitale des fémurs (j'ai vu un exemple de chacune de ces affections congénitales, et l'une d'elles existait chez plusieurs enfants de la même famille) qui produisent une forte ensellure, ces affections, dis-je, peuvent se rencontrer chez des enfants qui présentent ce fort développement de la musculature dans les membres inférieurs, et être prises, au premier abord, pour des paralysies pseudo-hypertrophiques. Les éléments de diagnostic qui les caractérisent, les distingueront toujours facilement de la paralysie pseudo-hypertrophique; il serait superflu de les exposer ici.

### D. *Polysarcie.*

Lorsque, chez un enfant atteint de paralysie pseudo-hypertrophique, on saisit la peau entre les doigts et le pouce, afin de lui imprimer un pli, au niveau des masses musculaires hypertrophiées, on sent, en général, qu'elle se détache facilement et qu'elle a très-peu d'épaisseur; en d'autres termes, on constate que le pannicule est très-mince et contient très-peu de graisse. Il semble que dans ce cas l'hyperplasie du tissu connectif interstitiel se fait aux dépens du tissu adipeux sous-cutané.

D'autre part, il est des enfants très-gras qui n'en sont pas pour cela moins agiles que d'autres. La polysarcie peut même exister et la locomotion rester normale. En voici un exemple remarquable.

OBS. XXV. — *Polysarcie chez un garçon de 10 ans, datant de la naissance; pas de troubles dans la locomotion.* — J'ai photographié, il y a une dizaine d'années, un garçon, âgé de 10 ans, chez lequel la graisse était tellement abondante que le pannicule avait acquis une épaisseur considérable, en donnant aux membres et au corps des formes monstrueuses (voyez la figure 7, dessinée au trait, d'après sa photographie). Il était né très-gros et cependant il avait marché d'assez bonne heure; sa force et sa déambulation étaient normales; il était seulement essoufflé en marchant ou lorsqu'il montait un escalier.

Il ne viendra à l'esprit de personne de confondre cette polysarcie avec la paralysie pseudo-hypertrophique; on voit d'ailleurs combien ces deux états diffèrent entre eux par les formes des membres et du corps (comparez la figure 7 aux figures 3, 4 et 11).

### RÉSUMÉ.

Le résumé du diagnostic différentiel de la paralysie pseudo-hypertrophique et des autres affections principales dont il a été question dans cet article, ressortira de la comparaison de leurs éléments diagnostiques, exposés parallèlement dans les tableaux synoptiques suivants.

A. — *Signes distinctifs de l'atrophie musculaire graisseuse progressive de l'enfance et de la paralysie pseudo-hypertrophique.*

| *Atrophie musculaire graisseuse progressive de l'enfance.* | *Paralysie pseudo-hypertrophique.* |
|---|---|
| 1° L'atrophie musculaire graisseuse progressive de l'enfance débute (du moins d'après tous les cas observés jusqu'à ce jour), vers l'âge de 5 à 7 ans, par la face, où elle atrophie quelques muscles, principalement l'orbiculaire des lèvres et les zygomatiques.<br>Après une période stationnaire de plusieurs années (de deux à trois ans), elle envahit les membres et le tronc, où elle marche de la même manière que chez l'adulte, c'est-à-dire qu'elle suit une marche descendante, en attaquant d'abord les muscles des membres supérieurs et ceux du tronc, et en ne s'étendant aux membres inférieurs que dans une période assez avancée. | 1° La paralysie pseudo-hypertrophique débute, en général, par les membres inférieurs, dont elle affaiblit les mouvements; suit une marche ascendante dans sa progression; n'envahit les membres supérieurs, et quelquefois certains muscles de la face (principalement les temporaux et les masséters), que dans une période avancée. |

2° Dans l'atrophie musculaire graisseuse progressive de l'enfance, les muscles s'atrophient partiellement, irrégulièrement, les uns après les autres, et l'affaiblissement ne porte que sur les mouvements propres aux muscles atrophiés, en raison directe du degré de l'atrophie : de là résultent des paralysies partielles, nombreuses, et, pendant le repos musculaire, des déformations variées dans l'attitude des membres et du tronc.

2° Dans la paralysie pseudo-hypertrophique, l'affaiblissement musculaire envahit d'emblée et simultanément tous les muscles moteurs d'un grand nombre d'articulations ; dans une période plus avancée, quelques-uns des muscles affaiblis, ou plus rarement tous les muscles paralysés, augmentent de volume d'une manière exagérée.

3° Dans l'atrophie musculaire graisseuse progressive de l'enfance, la fibre musculaire subit la dégénérescence granuleuse ou graisseuse et la substitution graisseuse interstitielle.

3° Dans la paralysie pseudo-hypertrophique, le tissu connectif interstitiel des muscles s'hyperplasie avec production d'un tissu fibroïde abondant et de vésicules adipeuses plus ou moins nombreuses ; les faisceaux musculaires primitifs conservent en général leur striation, mais ils diminuent de volume.

4° L'atrophie musculaire graisseuse progressive de l'enfance n'abolit les mouvements qu'après avoir altéré le tissu musculaire.

4° La paralysie pseudo-hypertrophique affaiblit et même abolit les mouvements, bien que la striation des faisceaux primitifs soit en général conservée.

## B. — *Signes distinctifs de la paralysie atrophique graisseuse de l'enfance et de la paralysie pseudo-hypertrophique.*

*Paralysie atrophique graisseuse de l'enfance.*

1° La paralysie atrophique graisseuse de l'enfance débute par de la fièvre, dans la grande majorité des cas.

2° Au début, la paralysie atrophique graisseuse de l'enfance est tantôt généralisée, tantôt paraplégique, tantôt hémiplégique ou croisée, tantôt limitée à un membre ou à une portion de membre.

Alors tous les muscles sont paralysés d'emblée et complétement. Ceux qui sont les moins lésés dans leur innervation, recouvrent bientôt leur motilité, tandis que les autres s'atrophient considérablement ou sont altérés à différents degrés dans leur texture.

3° Dans la première période de la paralysie atrophique graisseuse de l'enfance, la contractilité électro-musculaire est affaiblie ou abolie, bien que le tissu musculaire soit encore intact.

4° Dans une période avancée de la paralysie atrophique graisseuse de l'en-

*Paralysie pseudo-hypertrophique.*

1° La paralysie pseudo-hypertrophique a paru apyrétique jusqu'à ce jour, dans toutes ses périodes.

2° Au début, la paralysie pseudo-hypertrophique affecte les mouvements des membres inférieurs et des extenseurs du rachis. Alors les mouvements sont seulement affaiblis.

Dans la période ultime, ils sont complétement abolis.

3° Dans la première période de la paralysie pseudo-hypertrophique, la contractilité électro-musculaire est normale. Ce fait, néanmoins, a besoin d'être confirmé par de nouvelles observations.

4° Dans la paralysie pseudo-hypertrophique, l'affaiblissement des mouve-

fance, la perte des mouvements est bientôt suivie d'atrophie plus ou moins rapide, plus ou moins profonde des muscles, selon le degré de la lésion nerveuse.

5° Dans une période avancée de la paralysie atrophique graisseuse de l'enfance, la perte de la contractilité volontaire et électro-musculaire annonce que les muscles dont l'innervation a été profondément lésée, sont altérés dans leur texture. (Les fibres ont subi une dégénérescence ou granuleuse ou graisseuse, et leur tissu interstitiel la substitution adipeuse.)

6° Le raisonnement, l'analogie, la pathologie comparée et quelques faits anatomiques démontrent que la paralysie atrophique graisseuse de l'enfance est produite par une lésion primitive de la moelle.

ments est bientôt suivi de l'augmentation de volume d'un plus ou moins grand nombre de muscles.

5° Dans la période ultime de la paralysie pseudo-hypertrophique, si l'exagération du volume des muscles a disparu (s'ils ont fondu pour ainsi dire) et que les membres paraissent atrophiés, l'examen microscopique de l'état anatomique des muscles sur le vivant, à l'aide de mon emporte-pièce histologique ou de tout autre instrument analogue, montrera que leurs faisceaux primitifs ont conservé, en général, leur striation transversale, et que leur tissu connectif interstitiel hyperplasié est mêlé à un tissu fibroïde et à des vésicules graisseuses en plus ou moins grande quantité.

Ces caractères anatomiques distingueront la paralysie pseudo-hypertrophique de la paralysie atrophique graisseuse de l'enfance.

6° Rien, dans l'étude pathogénique de la paralysie pseudo-hypertrophique, ne conduit à admettre une lésion primitive de la moelle.

C. — *Signes distinctifs de la marche tardive par arrêt de développement de la faculté coordinatrice qui préside à l'équilibration et aux mouvements instinctifs de la marche ou par une lésion cérébrale, de la marche tardive par début de la paralysie pseudo-hypertrophique dans la première enfance.*

a. *Signes communs.*

A l'âge de 2 à 3 ans, l'enfant ne peut se tenir debout; lorsque l'on veut lui apprendre à marcher, en le soutenant sous les aisselles, il n'imprime pas ou il imprime à peine à ses membres inférieurs les mouvements instinctifs de la marche; cependant assis ou couché, il exécute tous ces mouvements.

### b. *Signes distinctifs.*

| *Marche tardive par arrêt de développement de la faculté coordinatrice qui préside à l'équilibration et aux mouvements instinctifs de la marche.* | *Marche tardive par début de la paralysie pseudo-hypertrophique, dans la première enfance.* |
| --- | --- |
| 1° Striation des fibres musculaires normales. | 1° Finesse de striation transversale des fibres musculaires, examinées sur le vivant. |
| 2° Lorsque l'enfant commence à marcher, pas d'écartement des jambes, ni ensellure, ni dandinement. | 2° Dès que l'enfant commence à marcher ou à se tenir debout, écartement des jambes, ensellure de plus en plus prononcée et dandinement pendant la marche.<br>Dans une période plus avancée, augmentation de volume des muscles affaiblis ; hyperplasie du tissu connectif interstitiel de ces muscles. |
| *Marche tardive par lésion cérébrale.* | *Marche tardive par début de la paralysie pseudo-hypertrophique, dans la première enfance.* |
| 1° Intelligence plus ou moins obtuse, parole tardive et longtemps difficile.<br>En général, écoulement plus ou moins abondant de la salive par la bouche entr'ouverte. | 1° Souvent l'intelligence est obtuse, la parole tardive, et l'articulation un peu lente.<br>Pas d'écoulement de la salive par la bouche entr'ouverte. |
| 2° Les mouvements volontaires des membres inférieurs provoquent des contractions réflexes. | 2° Les mouvements volontaires ne provoquent pas de contractions réflexes. |

*D.* Quelques autres états anormaux ou pathologiques pourraient, au premier abord, faire craindre l'invasion de la paralysie pseudo-hypertrophique ou être confondus avec elle ; mais il suffit de les signaler pour mettre l'observateur en garde contre ces apparences.

1° Si l'on se rappelle que, chez quelques enfants, on observe normalement une musculature puissante des membres inférieurs, contrastant avec la maigreur des membres supérieurs, on n'attribuera pas à la paralysie pseudo-hypertrophique l'affaiblissement qui, dans ces conditions, se montrerait dans les membres inférieurs, sous l'influence, au début, soit du mal vertébral situé dans la région lombaire, soit de toute autre affection musculaire (mal de Pott, coxalgie, luxation congénitale des fémurs).

2° On ne confondra pas la polysarcie avec la paralysie pseudo-hypertrophique, lorsque l'on se rappellera que, dans celle-ci, le pannicule sous-cutané contient très-peu de graisse en général, et qu'il est tellement aminci que les muscles hypertrophiés semblent faire hernie à travers la peau.

## Article IV.

### *Pathogénie et étiologie.*

### § I.

### *Pathogénie.*

A. *L'hyperplasie du tissu connectif interstitiel des muscles, dans la paralysie pseudo-hypertrophique, ne peut être attribuée à une lésion cérébrale.*

J'écrivais en 1861 : « Les reliefs musculaires considérables que l'on observe dans les membres inférieurs, et le peu de développement des facultés intellectuelles que l'on observe dans ces cas (de paralysie pseudo-hypertrophique) ne peuvent-ils pas être rapportés à un état pathologique du cerveau ? » (1).

Cette hypothèse paraissait reposer sur un ensemble de symptômes qui depuis lors ne se sont pas toujours reproduits ; elle n'a pas été confirmée par l'anatomie pathologique. Je vais le démontrer.

Avant 1861, dans tous les cas de paralysie pseudo-hypertrophique que j'avais observés, les facultés intellectuelles ayant été obtuses, quelquefois jusqu'au crétinisme, et la parole ayant été tardive, j'avais été porté à faire jouer à la lésion cérébrale le rôle principal dans la pathogénie de la paralysie pseudo-hypertrophique. Mais on a vu dans l'exposé des faits cliniques recueillis depuis cette époque, qu'un certain nombre de mes petits malades n'a présenté aucun signe qui permette de supposer la moindre lésion cérébrale. L'observation clinique démontre donc que la paralysie pseudo-hypertrophique peut exister indépendamment de toute lésion cérébrale.

Dans la seule nécropsie qui ait été faite, on n'a trouvé d'ailleurs aucune lésion anatomique du cerveau (voy. p. 45, cas recueilli par MM. Eulemburg et Cohnheim).

---

(1) *Électrisation localisée,* 2e édition, 1861, p. 356.

De plus une lésion cérébrale ne saurait rendre compte de l'hyperplasie du tissu connectif interstitiel des muscles paralysés, hyperplasie qui jusqu'à présent est la lésion anatomique principale de la paralysie pseudo-hypertrophique.

B. *En raisonnant par analogie, on ne saurait attribuer la paralysie pseudo-hypertrophique à une lésion spinale.*

Lorsque l'on se trouve en présence d'une paralysie des membres inférieurs qui va en progressant et en se généralisant, sans altérer la sensibilité, l'idée d'une lésion spinale, siégeant dans les cordons antérieurs de la moelle, vient de suite à l'esprit de l'observateur.

Mais je ne sache pas que cette lésion spinale ait jamais produit primitivement l'hyperplasie du tissu connectif interstitiel des muscles (la myosclérosie), comme on l'observe dans la paralysie pseudo-hypertrophique. Elle atrophie en effet d'abord les fibres musculaires et leur fait subir la dégénérescence granuleuse ou graisseuse; plus tard seulement arrive la substitution graisseuse du tissu interstitiel.

Dans la paralysie pseudo-hypertrophique, au contraire, l'altération des masses musculaires siége dans le tissu interstitiel qui s'hyperplasie et produit un tissu fibreux, puis graisseux, sans que les fibres musculaires deviennent granuleuses ou graisseuses.

Le raisonnement par analogie prouve donc que ce n'est pas dans la moelle qu'il faut chercher la lésion anatomique de la paralysie pseudo-hypertrophique. L'autopsie d'un sujet qui a succombé à cette maladie a déjà montré du reste que ce centre nerveux était intact.

C. *La paralysie pseudo-hypertrophique paraît due à une lésion des vaso-moteurs.*

Ne faut-il voir dans cette maladie qu'une lésion de nutrition des muscles, que la conséquence d'une affection primitive du système ganglionnaire? En Allemagne, cette opinion paraît avoir eu pour elle des circonstances d'une grande importance.

Dans mes premières observations, rien n'avait attiré mon attention sur les phénomènes signalés par les pathologistes allemands, et qui accusent un grand trouble dans la circulation capillaire, dans les parties envahies par l'hypertrophie apparente : coloration rouge ou bleuâtre de la peau, refroidissement ou élévation de la température, etc. (1). Mais depuis lors, je n'ai pas négligé de les rechercher, et je les ai en effet observés, surtout chez le sujet de M. Bergeron (obs. XII). Je rappellerai néanmoins que M. Cohnheim dit n'avoir trouvé aucune altération anatomique du système ganglionnaire, chez le petit malade dont il a fait l'autopsie.

Quoi qu'il en soit, je ne saurais concevoir la lésion de nutrition du tissu connectif interstitiel des muscles, que l'on observe dans cette maladie, sans un état paralytique des vaso-moteurs. Il ne faudra donc pas négliger à l'avenir d'examiner l'état anatomique des ramifications artérielles dans les muscles, et s'il est possible des vaso-moteurs qui les accompagnent, comme l'a montré M. Ordoñez dans la rétine et le cervelet de l'homme.

Si l'hypertrophie se développait toujours parallèlement à l'af-

(1) Voici les modifications de la circulation cutanée qui ont été observées en Allemagne, chez quelques-uns des sujets qui ont été atteints de paralysie pseudo-hypertrophique, et qui semblent annoncer un trouble profond dans les fonctions des vaso-moteurs de presque tout le système cutané.

La peau des extrémités inférieures présentait une coloration rouge marbrée, chez le malade de M. Schutzenberger ; elle était rouge bleuâtre, et sa température était abaissée aux cuisses, chez celui de M. Bérend. Chez le malade de M. Griesinger, la peau des extrémités inférieures, depuis les orteils jusqu'au bassin, présentait aussi presque toujours une coloration anormale : c'était tantôt une teinte rosée, une coloration rouge plus prononcée, et alors la température de la peau des extrémités inférieures était plus élevée que celle du tronc. Cette coloration se produisait surtout lorsque le malade faisait de vains efforts pour imprimer des mouvements aux extrémités inférieures. Lorsque ces extrémités restaient découvertes pendant quelque temps, la peau revêtait une couleur rouge bleuâtre marbrée. Ces divers changements de couleur se succédaient parfois les uns aux autres avec une grande rapidité. Le malade éprouvait du reste, habituellement, une sensation de froid dans les extrémités inférieures. Des signes analogues d'hyperémie cutanée apparaissaient aussi parfois, mais plus rarement, aux extrémités supérieures et au cou. Une pression un peu forte, exercée sur la peau des aisselles (pour mettre le malade sur son séant, par exemple), était suivie d'une vive rougeur de cette région, qui s'étendait bien au delà des points comprimés. Des taches d'apparence érythémateuse apparaissaient sur divers points du corps, quand le malade s'efforçait d'exécuter des mouvements ; elles se manifestèrent en grand nombre au thorax, pendant l'électrisation des muscles du mollet. Pendant le sommeil chloroformique, une teinte rose saturée apparut au cou et à la moitié supérieure du cou.

faiblissement musculaire, on pourrait croire que la paralysie des mouvements est le résultat de la compression exercée sur les fibres musculaires ou de leur dissociation, par l'hyperplasie du tissu connectif interstitiel. Cette opinion, émise par M. Bergeron (1), est assurément très-rationnelle. Mais ce qui prouve que ce n'est pas la cause réelle de l'affaiblissement musculaire, c'est que la paralysie envahit un bon nombre de muscles dont le volume n'a pas augmenté.

Comment donc expliquer la diminution de la force qui existe indépendamment de l'augmentation du volume des muscles? Ne serait-il pas dû au travail morbide (irritation formative) qui produit l'hyperplasie du tissu connectif?

En somme, la pathogénie de la paralysie pseudo-hypertrophique est très-obscure; elle doit être réservée.

## § II.

### Étiologie.

#### A. *Causes internes.*

a. *Age.* — Dans les six premières observations que j'ai recueillies, les troubles de la motilité paraissaient avoir existé, à un degré peu prononcé, il est vrai, sinon au moment de la naissance, du moins dans l'âge où les enfants apprennent ordinairement à marcher. A cette époque aussi, la grosseur des membres inférieurs avait attiré l'attention des familles; aussi croyais-je alors que cette maladie était congénitale. Mais l'observation ultérieure m'a appris qu'elle pouvait débuter vers l'âge de 5 à 13 ans. Les faits recueillis en Allemagne ont été analogues aux miens. Depuis plus de vingt années que mes recherches se sont portées spécialement sur les affections musculaires, et cela, on le sait, sur une vaste échelle, je n'ai jamais observé, chez l'adulte, rien d'analogue à la paralysie pseudo-hypertrophique de l'enfance. En somme, il ressort de ce qui précède un fait important, à savoir, que la paralysie pseudo-hypertrophique est une maladie de l'enfance.

(1) Voyez, dans l'*Union Médicale*, la présentation, par cet observateur, d'un cas de paralysie pseudo-hypertrophique à la Société médicale des hôpitaux, dans sa séance du 24 mai 1867.

b. *Hérédité.* — Mes observations personnelles ne m'ont offert aucune trace d'hérédité; quelques-uns des faits recueillis en Allemagne montrent cependant cette hérédité d'une manière incontestable. En effet, M. Wernich a rapporté l'observation d'un jeune garçon de 11 ans, atteint de paralysie pseudo-hypertrophique et dont le frère, âgé de 5 ans, présentait déjà le début de la maladie. — M. Heller a observé, à Erlangen, deux cas de cette même maladie chez un garçon de 11 ans et chez un autre de 16 ans. Ce qu'il y a d'intéressant dans cette observation, c'est que ces enfants étaient frères, et que deux autres membres de la même famille avaient été également atteints de la même maladie (1). — Enfin, M. Meryon a rapporté l'histoire de quatre frères ou sœurs atteints de la même maladie (2).

Cette maladie paraît atteindre principalement le sexe masculin; du moins sur les douze cas que j'ai observés moi-même, la paralysie pseudo-hypertrophique avait atteint dix garçons.

Je ferai encore remarquer que parmi tous ces enfants, il ne s'en est pas trouvé un seul atteint de rachitisme.

B. *Causes externes.*

Dans aucun cas, je n'ai remarqué que la paralysie pseudo-hypertrophique se soit développée sous l'influence d'une cause externe appréciable (le traumatisme, les coups, les chutes, les compressions).

M. A. Heller a attribué à l'influence d'une habitation froide et humide la paralysie hypertrophique dont ses deux petits malades ont été atteints (3). Je n'ai eu à signaler cette cause dans aucune de mes observations, bien que je n'aie pas négligé d'interroger les familles sur ce point. Ordinairement la paralysie hypertrophique se montre spontanément. Une fois cependant, dans mes observations personnelles (obs. VII), elle a été précédée de quelques convulsions. Une fois aussi elle est survenue à la suite d'une fièvre éruptive (4).

---

(1) Index bibliographique, 9e 10e, 11e, 12e cas, p. 24.
(2) *Loc. cit.*
(3) *Loc. cit.*
(4) Index bibliographique, cas de M. Opolzer, *Medizinisen Jahucher*, 1865.

*Résumé.*

A. La pathogénie de la paralysie pseudo-hypertrophique est obscure. En effet, l'anatomie pathologique n'ayant révélé jusqu'à présent aucune altération appréciable des centres nerveux, comment expliquer l'affaiblissement progressif des mouvements ?

Ce trouble de la contractilité volontaire ne saurait être attribué ni à la compression ni à la dissociation des fibres musculaires par l'hyperplasie de leur tissu connectif interstitiel, puisqu'il la précède dans la première période et qu'il n'est pas en raison directe de la quantité du tissu connectif hyperplasié.

L'irritation formative qui produit la prolifération nucléaire abondante et les autres altérations du tissu connectif interstitiel des muscles, me paraît être ici la cause probable de leur affaiblissement.

Mais comment expliquer cette altération elle-même du tissu connectif interstitiel ? C'est un problème encore à résoudre.

B. La paralysie pseudo-hypertrophique est une maladie de l'enfance, et paraît jusqu'à présent plus fréquente chez les garçons que chez les filles.

On l'a observée chez plusieurs enfants d'une même famille ; c'est la seule espèce d'hérédité (atavisme) qui ait été constatée jusqu'à ce jour.

## ARTICLE V.

### *Pronostic et Traitement.*

#### § I. Pronostic.

##### A. *Première période.*

Pendant plusieurs années, tous les cas de paralysie pseudo-hypertrophique que j'avais recueillis avaient marché fatalement en s'aggravant et en se généralisant. Aussi ai-je cru alors qu'il me fallait ajouter aux maladies progressives dont j'avais démontré l'existence (l'atrophie musculaire graisseuse progressive, l'ataxie musculaire progressive, la paralysie progressive de la langue et des lèvres) une nouvelle espèce morbide progressive, c'est-à-dire suivant la signification donnée par Requin à cette expression, une maladie qui, une fois née, ne s'arrête pas dans sa marche et son développement. Mais depuis lors j'ai eu la satisfaction de voir deux fois la paralysie pseudo-hypertrophique s'arrêter et guérir dans sa première période (obs. IX et XIII).

Dans quelle proportion cette maladie guérit-elle à sa première période? De longtemps sans doute je ne pourrai juger cette question. En effet, cette espèce de paralysie, paraissant toujours légère, ne commence à inquiéter les familles et même les médecins que lorsqu'elle a duré assez longtemps; il en résulte que les enfants qui en sont atteints, me sont et me seront probablement longtemps encore présentés seulement à sa deuxième ou à sa troisième période, c'est-à-dire à un moment où cette maladie a déjà acquis une extrême gravité. Eh bien! s'il m'était permis de conclure des deux seuls cas de paralysie pseudo-hypertrophique que j'ai observés à la première période et qui ont guéri, j'en augurerais que, dans un bon nombre de cas, cette maladie peut se terminer heureusement.

En somme, la paralysie pseudo-hypertrophique n'est pas une maladie progressive, puisqu'elle peut guérir dans sa première période.

### B. *Seconde période.*

A partir de la seconde période, le pronostic de la paralysie pseudo-hypertrophique devient d'une extrême gravité, à en juger du moins par les faits que j'ai observés.

On doit se rappeler en effet que sur les onze cas observés par moi dans la période d'hypertrophie, aucun n'a été arrêté dans sa marche, quelque peu avancée que fût cette période; que, chez tous mes petits malades, la paralysie s'est généralisée et s'est aggravée jusqu'à l'abolition des mouvements; que trois d'entre eux ont déjà succombé et que plusieurs autres sont arrivés à la période ultime.

L'augmentation excessive du volume des muscles annonce, on le sait, l'hyperplasie considérable du tissu connectif interstitiel. Cette hyperplasie est le signe pronostique grave de la paralysie pseudo-hypertrophique; il est donc important, lorsque l'on est appelé à établir ce pronostic, d'en constater exactement l'existence. Or, si elle n'est pas très-abondante, le volume des muscles où elle siége ne sera pas excessif, et elle pourra être méconnue. Que l'on se rappelle en effet l'histoire du jeune garçon de l'observation IV, chez lequel le volume des membres inférieurs, surtout des gastrocnémiens, était seulement un peu plus développé qu'à l'état normal, et chez lequel la paralysie myosclérosique ne s'en est pas moins généralisée et terminée fatalement.

D'autre part, je rappellerai que, dans des conditions normales, la musculature est, ainsi que je l'ai dit (p. 104), beaucoup plus développée, chez quelques enfants, dans les membres inférieurs que dans les supérieurs. Or on pourrait croire si, dans ces conditions, ils venaient à être atteints de paralysie pseudo-hypertrophique, qu'ils sont arrivés à la période d'hyperplasie du tissu connectif, alors que cette maladie n'est encore qu'à sa première période dans laquelle on n'observe qu'une grande finesse de la striation transversale des muscles affaiblis.

Dans de telles circonstances, le pronostic ne saurait donc être établi sans l'examen microscopique de l'état anatomique du tissu musculaire interstitiel, examen devenu facile et inoffensif, grâce à l'emporte-pièce histologique ou à tout autre instrument analogue.

## § II. — *Traitement.*

### A. *Expériences électro-thérapeutiques.*

Le traitement de la paralysie pseudo-hypertrophique doit être étudié dans sa première et dans sa deuxième périodes, car les résultats en sont bien différents dans ces deux temps de la maladie.

Les premiers cas où j'ai été appelé à traiter la paralysie pseudo-hypertrophique, dataient de plusieurs années; ils étaient arrivés à la période pseudo-hypertrophique ou myosclérosique (deuxième période). Afin de mieux suivre l'enchaînement des expériences électro-thérapeutiques que j'ai faites sur cette maladie, je commencerai par exposer sommairement ce que j'ai obtenu dans cette deuxième période.

#### a. *Deuxième période.*

La pathogénie de la paralysie pseudo-hypertrophique n'ayant

pas encore été éclairée par l'anatomie pathologique, ne pouvant du moins que me livrer à des hypothèses sur cette question, je me suis trouvé assez embarrassé, lorsque, pour la première fois, j'ai eu cette maladie à traiter.

Cependant, comme à cette époque j'avais, d'après quelques symptômes, une tendance à attribuer une origine cérébrale à la paralysie pseudo-hypertrophique, l'idée d'expérimenter l'influence thérapeutique de la faradisation musculaire directe m'est venue en pensant aux résultats heureux que j'avais obtenus de l'application de ce traitement à des paralysies congénitales de cause cérébrale. J'avais seulement l'espoir d'augmenter peu à peu la force des mouvements, mais je ne comptais pas pouvoir diminuer le volume des muscles, que je supposais alors produit par l'hypertrophie de leur élément fondamental. La raison de cette hypothèse a été exposée précédemment (voy. p. 111).

Tel a été l'enchaînement des idées qui m'ont conduit à expérimenter l'influence thérapeutique de la faradisation musculaire, dans le premier cas de paralysie pseudo-hypertrophique relaté dans l'observation 1. Je vais exposer ici les détails de cette première expérience électro-thérapeutique, dans la paralysie pseudo-hypertrophique à sa deuxième période.

Complément de l'observation I (rapportée précédemment, page 7, et dans laquelle les résultats du traitement n'ont été exposés que sommairement). — *Augmentation momentanée de la force par la faradisation musculaire directe, chez un garçon âgé de 7 ans et atteint de paralysie pseudo-hypertrophique à sa deuxième période; insuccès définitif de ce traitement et de toutes les autres médications.* — Après quelques séances, les forces avaient augmenté notablement chez ce garçon; il pouvait marcher sans appui et plus longtemps. Après une quinzaine de séances, son état s'était encore amélioré; il pouvait monter quelques marches d'un escalier, ce dont il était incapable depuis plusieurs années. A partir de ce moment, son état étant resté stationnaire, j'ai suspendu le traitement faradique, après vingt-cinq séances qui avaient eu lieu deux fois par semaine.

J'ai conseillé alors une cure par l'hydrothérapie et les massages, me réservant de revenir plus tard à l'électro-thérapie. Deux mois plus tard cet enfant m'a été présenté; malgré l'application de l'hydrothérapie et le massage, il avait perdu, en quelques semaines, le peu de forces qu'il avait gagnées par la faradisation. J'ai proposé une nouvelle cure électrique, mais les parents découragés et ne trouvant plus le temps de le conduire à ma clinique civile, ont renoncé à toute espèce de traitement et l'ont placé dans un asile. On sait comment la maladie a marché, et quelle a été sa terminaison fatale.

Ce premier insuccès de la faradisation musculaire, dans la deuxième période de la paralysie pseudo-hypertrophique, devait-il me décourager? L'amélioration notable, obtenue rapidement dans ce cas, n'aurait-elle pas augmenté au contraire, si elle n'avait pas été interrompue d'une manière aussi inopportune, si les séances avaient été plus rapprochées?

Je n'ai pas tardé à résoudre cette question négativement. En effet, tous les sujets atteints de paralysie pseudo-hypertrophique à cette période avancée, ont été, pour la plupart, soumis chaque jour à la faradisation localisée, pendant un temps assez long, et, bien que leur force eût augmenté en général pendant le traitement, ils n'ont pas tardé à retomber dans leur état antérieur peu de temps après la suspension de la faradisation.

A ce traitement faradique, j'ai plusieurs fois associé, sans plus de succès, d'autres médications : la strychnine, le seigle ergoté, l'iodure de potassium, soit en même temps que l'hydrothérapie, soit en les faisant alterner avec elle.

### b. *Première période.*

La faradisation musculaire localisée a produit un plus heureux résultat, lorsque je l'ai appliquée au traitement de la paralysie pseudo-hypertrophique à sa première période. Je n'ai eu l'occasion de faire cette expérience thérapeutique, à ce moment de la maladie, que dans deux cas (voy. obs. VI, p. 12, et obs. XIII, p. 22).

Je me bornerai à exposer ici quelques détails du traitement appliqué dans le dernier cas (obs. XIII), parce que j'en ai mieux suivi les différentes phases et aussi parce que les résultats en ont été presque immédiats.

Complément de l'observation XIII (voyez p. 14). — *Guérison de la paralysie pseudo-hypertrophique à sa première période, par la faradisation musculaire directe.* — La petite fille dont il a été question dans l'observation XIII, et qui depuis six mois allait en s'affaiblissant de plus en plus, a acquis plus de force en quelques séances de faradisation; elle pouvait marcher seule et un peu plus longtemps; alors en effet elle écartait moins les jambes et se dandinait moins pendant la progression. Cette amélioration a augmenté ainsi peu à peu par la faradisation musculaire directe, et, après deux mois et demi de ce traitement, elle marchait et courait comme les autres enfants de son âge. Les séances ont eu lieu trois ou quatre fois par semaine; chacune d'elles a duré cinq à six minutes, avec un courant induit (de la deuxième hélice), avec des intermittences éloignées et à des degrés de tension variés, de manière à faire pénétrer le courant à des profondeurs différentes et sans produire des sensations douloureuses ni de surexcitation. — Une fois que l'amélioration par la faradisation musculaire directe a été bien constatée, chez cette enfant, j'ai fait faire concurremment, chaque matin, de courtes lotions froides sur tout son corps, suivies de frictions avec de la laine sèche, jusqu'à ce que l'on eut obtenu une réaction franche, et, chaque soir, on a massé ses membres inférieurs. Enfin je lui ai fait prendre de l'huile de foie de morue. Aujourd'hui, bien que je la considère comme guérie, je la fais faradiser encore une fois par semaine, afin de consolider sa guérison.

Ce qui fait ressortir l'importance de ce résultat électro-thérapeutique, c'est que plusieurs des enfants qui m'ont été présentés à la deuxième période de la paralysie pseudo hypertrophique, avaient été soumis, dès le début, à une médication très-variée (excitants externes de toutes sortes: bains, frictions, vésicatoires, cautérisations dans la région lombaire, hydrothérapie, massages; excitants internes : strychnine, sel ergoté), sans que la maladie eût été améliorée un seul instant, ni arrêtée dans sa marche. Traitée à temps (dans la première période) par la faradisation musculaire localisée, peut-être quelques-uns de ces petits malades auraient-ils guéri, comme les deux enfants dont il vient d'être question.

### B. *Considérations sur les résultats électro-thérapeutiques obtenus dans la paralysie pseudo-hypertrophique.*

La pathogénie de la paralysie pseudo-hypertrophique est encore trop obscure aujourd'hui pour que l'on puisse en tirer des indications thérapeutiques précises. Cependant les résultats thérapeutiques de la faradisation musculaire, obtenus dans la première période de cette maladie, me semblent pouvoir être expliqués par l'action du courant d'induction sur la vascularisation capillaire ou plutôt sur les vaso-moteurs vraisemblablement atteints d'une paralysie qui, dans une période plus avancée (deuxième et troisième périodes), produit sans doute l'hyperplasie du tissu connectif interstitiel. En effet, la faradisation musculaire directe agit sur tous les éléments qui entrent dans la composition de la masse de ces muscles, c'est-à-dire qu'elle excite à la fois les fibres musculaires, les nerfs mixtes *et les vaso-moteurs*. On conçoit donc que la circulation capillaire devenant alors plus active, l'hyperplasie du tissu connectif interstitiel ne se produise pas, si la faradisation est appliquée dans la première période; on comprend aussi que la paralysie puisse alors guérir.

L'action puissante que la faradisation directe des muscles exerce sur leur nutrition a cependant été mise en doute et même contestée par des personnes qui ont voulu faire prévaloir exclusivement l'application thérapeutique des courants continus. On a même été jusqu'à soutenir que le courant d'induction produit la paralysie des nerfs! Malgré mon peu de goût pour les questions de thérapeutique, je vais rappeler ici, — c'est mon devoir d'ailleurs, — sur quelles recherches cliniques j'ai établi la valeur thérapeutique de la fadarisation localisée, afin de justifier la règle de conduite que j'ai suivie et que j'ai à conseiller dans le traitement de la paralysie pseudo-hypertrophique.

#### a. *Action thérapeutique de la faradisation musculaire directe sur la circulation capillaire et sur la nutrition.*

En 1852, j'ai exposé dans un mémoire (1) la relation de quel-

(1) *De l'application de la faradisation localisée au diagnostic, au pronostic et au traitement des paralysies consécutives aux lésions des nerfs mixtes;* mémoire couronné par la Société de médecine de Gand, au concours de 1852. (Extrait des *Annales de la Société de méd. de Gand.*)

ques cas de paralysies atrophiques, consécutives à des lésions traumatiques de nerfs mixtes, qui dataient de plusieurs années, et dans lesquels les membres paralysés étaient tellement atrophiés que les muscles, qui ne répondaient plus à l'excitation électrique, paraissaient entièrement détruits. La température de ces membres était abaissée; les veines cutanées étaient très-petites, la peau décolorée, terreuse et souvent violacée. Eh bien! sous l'influence de la faradisation musculaire directe, appliquée d'après certaines règles que j'ai exposées ailleurs (1), j'ai vu dans tous ces cas : 1° la température des membres augmenter assez rapidement, 2° les veines cutanées grossir et la peau reprendre sa coloration normale, 3° les muscles augmenter progressivement de volume et recouvrer leur force tonique, leur sensibilité, leur contractilité volontaire et beaucoup plus tard leur contractilité électrique.

Depuis 1852, une foule d'observateurs, en Europe, ont contrôlé et confirmé expérimentalement ces résultats électro-thérapeutiques; ils ont consigné leurs recherches sur ce sujet dans de nombreuses publications. — Je signalerai, comme l'une des plus importantes, celle de M. Philippeau, de Lyon. — En Amérique, la fadarisation musculaire directe a été appliquée assez récemment, dans les hôpitaux de Philadelphie, au traitement des paralysies traumatiques, par des chirurgiens chargés spécialement par M. Hammond, chirurgien en chef de l'armée des États du Nord, du service des blessés dans la dernière guerre civile des États-Unis. Voici dans quels termes les résultats thérapeutiques de cette méthode d'électrisation localisée ont été jugés par ces chirurgiens distingués. « Le seul grand moyen, disent-ils, dans le traitement des paralysies par défaut d'innervation, est la faradisation (par la méthode de M. Duchenne)..... La plupart de nos cas étaient des blessures anciennes, quand ils se sont présentés à nous. Nous pouvons assurer que dans nos mains elle (la faradisation) a été de la dernière utilité (*ulmost value*). Dans quelques cas, elle a, en une seule séance, rétabli les mouvements dans des parties qui en étaient privées depuis longtemps; dans d'autres, quelques séances ont restauré plus ou moins le mouvement dans un

(1) *Électrisation localisée*, p. 65, 2e édit., 1861.

membre entier, et nous avons vu bien peu de cas dans lesquels il n'y ait pas eu une meilleure nutrition, plus de sensibilité et de force, lorsque nous avons pu continuer la faradisation assez longtemps. En un mot, nous ne pouvons répéter avec trop d'insistance qu'avant de l'avoir employée, aucun membre, quelque paralysé qu'il soit, ne doit être abandonné par le chirurgien, comme incurable. (1) »

On ne saurait méconnaître, dans tous ces faits cliniques, l'influence thérapeutique de la faradisation sur la nutrition des muscles et sur la nutrition générale du membre excité. Mais comment l'expliquer ? Je ne pouvais l'attribuer à une sorte de gymnastique imprimée aux muscles par la faradisation, puisqu'ils avaient perdu leur irritabilité électrique (qui ne s'est rétablie qu'après le retour des mouvements volontaires). Je ne croyais pas non plus que l'excitation seule des nerfs qui président à la motricité et à la sensibilité avait pu produire ces résultats.

Il était pour moi de toute évidence que la faradisation musculaire directe avait exercé une action trophique, en activant la circulation capillaire ; aussi n'ai-je pas négligé de signaler ce fait électro-thérapeutique dans mon mémoire de 1852 (2), et de le faire ressortir encore davantage dans mon traité d'électrisation localisée (éditions de 1855 et de 1861).

Quel en était donc le mécanisme nerveux ? en d'autres termes, par quel ordre de nerfs avais-je ainsi activé la circulation capillaire ? Je l'ai ignoré jusqu'à ce qu'un grand physiologiste, M. Claude Bernard, eut démontré l'action propre des nerfs ganglionnaires (dits vaso-moteurs) sur les petits vaisseaux artériels et veineux, et surtout jusqu'à ce qu'il eut fait connaître le degré d'importance du rôle qu'ils remplissent dans les circulations locales, en montrant qu'ils sont modérés par des nerfs qui émanent du centre céphalo-rachidien, et que l'on doit appeler *vaso-moteurs cérébro-spinaux*, afin de les distinguer des *vaso-moteurs ganglionnaires*. Non-seulement en effet il a prouvé, en 1853, que le grand sympathique est *constricteur des vaisseaux* et qu'il opère

(1) Gunshot Wounds and other injuries of nerves. By S. Weir Mitchell, M.D., George R. Morehouse, M.D., and William W. Keen, M.D. Philadelphie, 1858.
(2) *Loc. cit.*

le *ralentissement de la circulation capillaire* (1), mais en outre, en 1858, il a montré, dans d'autres expériences, qu'il y avait *des nerfs dilatateurs des artères ou accélérateurs de la circulation capillaire* (2).

Entre les mains de M. Cl. Bernard, l'expérimentation n'a montré, il est vrai, jusqu'à ce jour, les deux ordres de nerfs vasculaires (les constricteurs et les dilatateurs) que dans les artérioles de certaines glandes et dans celles de la face. Son génie semble lui faire entrevoir que ce mécanisme des circulations locales doit être général. Mais la prudence de l'expérimentateur qui n'admet que ce qui est démontré, lui fait déclarer que la généralisation de ce phénomène n'est aujourd'hui qu'une hypothèse. (Voy. *Leçons sur les propriétés physiologiques et les altérations pathologiques des liquides de l'organisme*, etc., t. I, p. 328, 1859.)

Quant à moi, je suis convaincu que toute action musculaire doit avoir son antagonisme et que cette loi doit aussi exister pour les muscles à fibres lisses comme pour les muscles striés. De même que partout où j'ai vu l'antagonisme faire défaut dans les muscles de la vie animale, l'attitude ou la conformation des membres ou des parties mises en mouvement par ces muscles ont été altérées, de même la conservation du calibre normal des

---

(1) En coupant le nerf, il paralyse, en quelque sorte, les petites artères qui se relâchent considérablement, tandis qu'en excitant son action nerveuse par le galvanisme, les petites artères se ressèrent, au contraire, au point d'effacer leur calibre. (Mémoire de la Société biologique, 1853, p. 77.)

(2) Il a fait voir qu'en excitant la corde du tympan, on provoque dans l'organe où elle se rend (la glande sous-maxillaire) une *suractivité de la circulation capillaire* et une *dilatation des petites artères* telle que le sang circule dans les veines avec toutes les apparences du sang artériel. Il a montré aussi que d'autres nerfs allant aux artères de la face ont également la propriété de dilater ces vaisseaux. (Leçons sur les liquides de l'organisme, etc.)

La section du grand sympathique faite, en 1727, par Pourfour-du-Petit est le fait fondamental qui a servi de point de départ aux belles recherches de M. Cl. Bernard. Outre le resserrement de la pupille, Pourfour-du-Petit avait aussi remarqué que les vaisseaux de la conjonctive perdaient de leur ressort et s'emplissaient de sang, consécutivement à cette section. — En 1840, Stilling et Henle, qui avaient aussi reconnu l'action du système glanglionnaire sur la contractilité des vaisseaux, avaient appelé : *vaso-moteurs*, les nerfs spéciaux qui les animent. Mais c'est à M. Cl. Bernard que revient tout l'honneur d'avoir découvert le mécanisme réel de certaines circulations locales, en montrant que les vaisseaux sont placés sous la dépendance de nerfs constricteurs et de nerfs dilatateurs qui se modèrent mutuellement.

vaisseaux doit dépendre d'un certain équilibre entre la force de leurs constricteurs et celle de leurs dilatateurs. C'est en effet ce qui me paraît avoir été mis en lumière par mes observations cliniques. — Je regrette de ne pouvoir développer ici cette question qui est capitale, dans l'étude du mécanisme des circulations locales (1).

(1) Si l'on m'objectait que ce n'est encore qu'une hypothèse, je répondrais qu'une hypothèse qui s'appuie sur l'observation clinique est bien près de la vérité. Combien de fois, par exemple, pour ce qui a trait à mes recherches personnelles, l'observation clinique a-t-elle éclairé la physiologie des mouvements et devancé le fait anatomique! Que l'on me permette donc de dire brièvement, dans cette note, sur quels faits cliniques s'appuie mon hypothèse.

Je viens de dire que les deux ordres de vaso-moteurs (les constricteurs ou vaso-moteurs ganglionnaires et les dilatateurs ou vaso-moteurs cérébro-spinaux), en se modérant mutuellement, me semblent nécessaires non-seulement au fonctionnement des organes dans lesquels ils se rendent, mais aussi à la conservation du calibre normal des petits vaisseaux. En effet, lorsque l'un d'eux est paralysé, la circulation locale est profondément altérée; les vaso-moteurs ganglionnaires sont-ils paralysés, les artérioles restent dilatées, inertes, et le sang veineux devient rouge; c'est le contraire, si ce sont les vaso-moteurs cérébro-spinaux.

L'observation clinique me porte à croire que la force des impulsions cardiaques (qui se fait d'autant moins sentir sur les vaisseaux que leur calibre diminue davantage, comme l'a démontré M. Marey), ne modère pas suffisamment la puissance des nerfs constricteurs des vaisseaux. Toutes les fois, en effet, que la moelle ou les nerfs qui en émanent ont été altérés rapidement, sans lésion du système ganglionnaire, voici ce que j'ai observé dans les régions qui en recevaient l'innervation : les vaisseaux se sont resserrés, le calibre des veines cutanées a diminué, la peau s'est décolorée ou cyanosée, la température s'est abaissée, et cela en même temps que les muscles s'atrophiaient. Je pense que, dans cette circonstance, la diminution du calibre des petits vaisseaux s'explique par l'action *non modérée* ou prédominante de leurs nerfs constricteurs, d'où résulte une anémie locale ou plutôt une sorte d'asphyxie locale : le ralentissement de la circulation locale, l'abaissement de la température, etc. (Ne pourrait-on pas attribuer aussi à ce même trouble de la vascularisation la diminution ou la perte de la contractilité électro-musculaire qui survient si rapidement dans ces paralysies atrophiques?)

Ce fait clinique et son interprétation me semblent d'ailleurs concorder avec une des expériences de M. Cl. Bernard. « Quand on détruit, dit-il, la moelle épinière de la grenouille avec un stylet introduit dans le canal vertébral, le sang devient noir partout. » (*Loc. cit.*, t. I, p. 299.)

Si tel était le mécanisme du trouble des circulations locales, observé dans les lésions aiguës ou traumatiques de la moelle et des nerfs mixtes, je me rendrais parfaitement compte des heureux résultats obtenus par la faradisation musculaire directe; — je ne saurais d'ailleurs les expliquer autrement. Le premier effet de la faradisation musculaire directe dans ces paralysies aiguës ou traumatiques, c'est, ai-je dit, la rubéfaction de la peau, dans la région excitée, au moment de son application, bientôt après, l'augmentation de la sensibilité, et enfin plus tard le grossissement, presque à vue d'œil, des veines cuta-

En somme, je ne saurais concevoir l'existence de nerfs constricteurs des petits vaisseaux, sans une force modératrice qui, au besoin, neutralise l'action de ces nerfs et active les circulations locales.

Comment les vaso-moteurs dilatateurs ou cérébro-spinaux

---

nées. Ces phénomènes persistent après la faradisation, et vont en augmentant, au point de ressembler à une irritation et de nécessiter la suspension du traitement et l'emploi des émollients (bains, cataplasmes, etc.). Ce n'est certes pas l'excitation des vaso-moteurs ganglionnaires qui pourrait produire ces effets immédiats; il y aurait au contraire, dans ce cas, par le fait du resserrement des vaisseaux, décoloration de la peau et refroidissement de la région excitée.

Voudrait-on attribuer la persistance, après la faradisation, de la vascularisation cutanée et l'augmentation de la calorification et de la sensibilité locales à une paralysie des vaso-moteurs ganglionnaires provoquée par cette excitation? Mais, s'il en était ainsi, il y aurait eu une *hyperémie passive,* incapable, à coup sûr, d'agir aussi heureusement sur la nutrition de l'élément fondamental des muscles? (Je voudrais pouvoir rapporter ici des faits cliniques où j'ai vu l'hyperémie passive régner longtemps,— une fois plusieurs années dans la conjonctive et les vaisseaux de l'œil, — sans modifier l'état anatomique des parties hyperémiées, et d'autres faits qui tendent à démontrer que cette hyperémie passive est la cause principale des scléroses, tandis que l'*hyperémie active,* placée sous la dépendance des vaso-moteurs spinaux, préside au contraire au travail inflammatoire qui produit la suppuration.) Je ne puis expliquer ces résultats thérapeutiques de la faradisation que par l'excitation spéciale des vaso-moteurs cérébro-spinaux (dilatateurs des vaisseaux), et qui produit une *hyperémie active*. (Voyez comme exemples les figures 35 et 36, qui représentent avant et après le traitement une

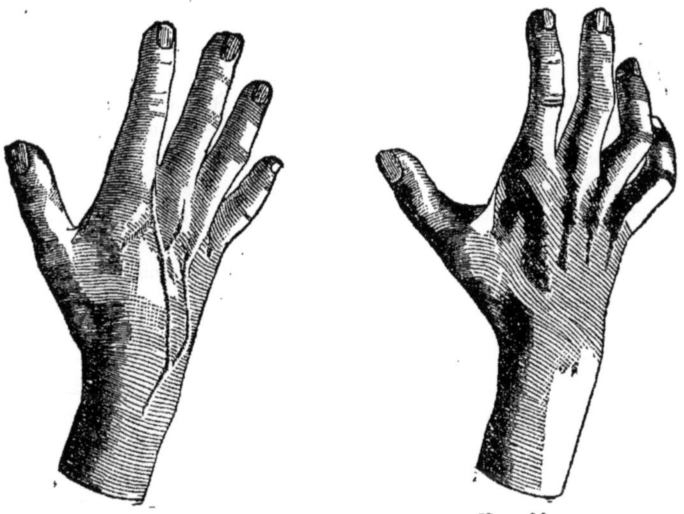

Fig. 35. Fig. 36.

main paralysée et atrophiée, consécutivement à la déchirure du nerf cubital. —

agissent-ils sur les vaisseaux ? Est-ce en neutralisant ou en modérant l'action des vaso-moteurs constricteurs ou ganglionnaires ? Sont-ce des nerfs paralysants, comme on le dit (improprement, selon moi, pour désigner une fonction) ? Ou bien irai-je, à l'exemple de M. Schiff, supposer que des muscles dilatateurs des vaisseaux sont animés par ces vaso-moteurs cérébro-spinaux ? Bien que l'anatomie n'ait pas encore signalé l'existence de ces muscles dilatateurs des vaisseaux, et qu'elle n'ait trouvé dans ces vaisseaux que des muscles circulaires, cette question me semble devoir être réservée.

C'est seulement en admettant la généralisation du fait physiologique important découvert par M. Cl. Bernard, que j'ai pu me rendre raison des résultats thérapeutiques, j'oserai dire merveilleux, obtenus par la faradisation musculaire directe sur la nutrition des muscles atrophiés dans le traitement des paralysies consécutives aux lésions des nerfs mixtes ou des centres nerveux qui en émanent; j'ai compris que, dans ces cas, je n'avais pas seulement excité directement les fibres musculaires et les nerfs périphériques de la motricité et de la sensibilité, mais aussi

---

Elles sont empruntées à mon *Traité d'électrisation localisée* (2e édit., p. 235.) Je possède un grandnombre de specimens semblables, moulés ou photographiés.

Si le mécanisme des circulations locales était réellement celui que je suppose exister généralement en ce moment, les résultats différents que j'ai obtenus de l'application des courants continus au traitement de ces mêmes paralysies atrophiques (car je ne saurais trop redire que je n'ai jamais négligé de les expérimenter comparativement au courant d'induction, et que c'est par leur application que j'ai commencé mes recherches électro-thérapiques, en faisant passer dans les membres paralysés des courants continus centripètes ou centrifufuges, ou des courants galvaniques *plus ou moins interrompus*, dans la direction des nerfs musculaires, suivant la méthode de Remack), ces insuccès, dis-je, trouveraient leur explication. Il paraît en effet ressortir des expériences faites sur les animaux que les courants continus excitent les nerfs ganglionnaires puissamment et beaucoup plus énergiquement que la faradisation. Or ce ne sont pas ces nerfs qui sont lésés dans les paralysies atrophiques dont il est question; et puis, on le sait, l'excitation spéciale et trop puissante de ces nerfs resserre les vaisseaux, ralentit la circulation capillaire et diminue la calorification des parties excitées. Il ne faut donc pas s'étonner que les courants continus n'aient pas eu les résultats thérapeutiques que j'ai obtenus par la faradisation musculaire directe, dans le traitement des paralysies atrophiques.

L'action spéciale des courants continus trouvera sans aucun doute ses indications thérapeutiques. Mais, à mérite égal, je préférerai toujours la faradisation, qui est infiniment plus pratique dans ses applications, que les courants continus qui resteront dans le domaine des spécialistes.

les nerfs vaso-moteurs et principalement les dilatateurs qui activent les circulations locales et qui vraisemblablement étaient paralysés.

C'est pourquoi j'ai continué de préconiser, dans le traitement des paralysies, surtout des paralysies atrophiques et des atrophies en général, la faradisation musculaire directe qui consiste à promener les rhéophores humides sur tous les points des muscles paralysés et atrophiés, et à faire pénétrer l'excitation à différentes profondeurs, en variant, à l'aide du graduateur de l'appareil, l'intensité du courant d'induction.

Je suis encore plus convaincu de l'importance de la faradisation directe des muscles, au point de vue de leur excitation vasculaire et conséquemment de leur nutrition, depuis que l'anatomie microscopique nous a appris que les vaso-moteurs ganglionnaires accompagnent les ramifications des artérioles (1).

On conçoit donc, en résumé, que les rhéophores, promenés sur tous les points de la surface des muscles, puissent ainsi porter l'excitation dans tous les éléments anatomiques qui composent ces muscles, et la faire pénétrer jusque dans les dernières ramifications de leurs vaso-moteurs.

### b. *Déductions applicables au traitement de la paralysie pseudo-hypertrophique.*

Etant maintenant bien démontré que la faradisation ainsi localisée dans les muscles excite leurs vaso-moteurs, en d'autres

(1) Cette découverte anatomique a été faite, en 1856, par M. Ordoñez, qui a montré sur de belles préparations microscopiques les vaso-moteurs accompagnant les vaisseaux artériels dans leurs dernières ramifications. Cet histologiste les a même suivis jusqu'à leur terminaison dans leurs capillaires de la seconde variété. Il a constaté ce fait anatomique important, chez l'homme, sur les petites artères de la rétine et du cervelet; il l'aurait également trouvé, m'a-t-il dit, sur les artérioles des autres organes, s'il lui avait été possible de les isoler aussi facilement. La découverte de M. Ordoñez a été annoncée en 1865 par M. G. Pouchet (Leçon sur les *rapports du grand sympathique avec le système capillaire*, faite au Muséum d'histoire naturelle, *Revue des cours scientifiques*, etc., p. 709), et en 1865, dans un beau mémoire intitulé : *Structure et texture des artères*, par M. Gimbert, qui a représenté dans une figure, cette union intime des vaso-moteurs et des dernières ramifications artérielles. (Cette figure a été dessinée d'après une préparation microscopique que je photographierai prochainement.)

termes, le resserrement et plus puissamment la dilatation de leurs vaisseaux, on en déduira avec moi que le choix de cette espèce d'électricité est indiqué dans le traitement d'une maladie (la paralysie pseudo-hypertrophique) où les vaso-moteurs paraissent frappés d'inertie ou de paralysie; on en conclura aussi que la méthode de faradisation (la fadarisation musculaire directe) qui permet d'aller exciter directement les vaso-moteurs jusque dans leurs dernières ramifications, mérite la préférence. Ce mode de traitement appliqué à la première période de la paralysie pseudo-hypertrophique a été couronné de succès.

Mais de ce que cette faradisation musculaire directe, lorsque l'on y a recours dans la seconde période de la paralysie pseudo-hypertrophique, n'a obtenu qu'une augmentation légère et momentanée de la force motrice, de ce qu'elle n'a ni arrêté, ni fait résorber (pas plus du reste les autres médications externes et internes) l'hyperplasie interstitielle des muscles; enfin de ce qu'elle n'a pas empêché la généralisation et l'aggravation de cette maladie, est-ce à dire qu'il me faille désespérer de la curabilité de la paralysie pseudo-hypertrophique à sa seconde période? Je ne le crois pas. Peut être obtiendrai-je de meilleurs résultats, en combinant les différentes méthodes de faradisation et de galvanisation.

Ainsi, sans renoncer à la faradisation périphérique des ramifications des vaso-moteurs, j'expérimenterai concurremment ou alternativement avec la faradisation musculaire directe : 1° le procédé dans lequel les rhéophores humides en contact avec la peau étant tenus très-éloignés l'un de l'autre, les courants parcourent longitudinalement les nerfs ou le centre nerveux spinal, procédé que j'ai appelé *faradisation par action réflexe* (1); 2° les courants continus centripètes et centrifuges (sans mélange, autant que possible, d'intermittences) parcourant longitudinalement les membres hypertrophiés et quelquefois tout le corps.

J'associerai au traitement électrique soit l'iodure de potassium qui peut aider à la résorption du tissu connectif hyperplasié, soit les différents médicaments qui agissent spécialement sur

---

(1) *Électrisation localisée*, p. 111, 2e édit.; 1861.

certains états morbides des centres nerveux : principalement le nitrate d'argent, les préparations phosphorées, etc.

Le traitement électrique que je viens de formuler se composera de plusieurs séries d'une trentaine de séances administrées chacune de deux jours l'un, ou plus ou moins rapprochées, suivant la tolérance individuelle. Enfin, dans chaque intervalle de ces séries, qui sera de six semaines à deux mois, je conseillerai, avec le massage, soit l'hydrothérapie, soit les bains de mer, soit enfin les douches sulfureuses.

Tel est l'ensemble du traitement que je commence à expérimenter, en ce moment, et que je conseille de faire suivre, lorsque la paralysie pseudo-hypertrophique est arrivée à sa seconde période.

## RÉSUMÉ.

A. Le pronostic de la paralysie pseudo-hypertrophique est grave. En effet, lorsque j'ai été appelé à l'observer au moment où elle était arrivée à la période d'hypertrophie ou de prolifération du tissu connectif interstitiel, je l'ai toujours vue marcher en progressant vers la généralisation, et se terminer par l'abolition complète des mouvements et par la mort dans l'adolescence.

Mais elle peut guérir dans la première période, avant la période pseudo-hypertrophique ou myosclérosique; c'est pour cette raison que je ne l'ai pas appelée *paralysie progressive,* c'est-à-dire, suivant Requin (qui a créé cette dénomination), paralysie qui, une fois née, marche toujours vers une terminaison fatale.

B. J'ai obtenu la guérison de la paralysie pseudo-hypertrophique à sa première période par la faradisation musculaire, secondée par l'hydrothérapie et le massage.

Ce traitement, lorsqu'il a été appliqué au moment où cette maladie était arrivée à sa seconde période, n'a produit qu'une amélioration passagère, et n'a pas empêché sa marche progressive et sa terminaison fatale. D'autres médications très-variées (strychnine, seigle ergoté, iodure de potassium, etc.) ont également échoué dans cette seconde période.

J'expérimente actuellement, contre la seconde période de la paralysie pseudo-hypertrophique, l'action thérapeutique des courants continus, associés à la faradisation musculaire directe.

FIN

A. Parent, imprimeur de la Faculté de Médecine, rue Mr-le-Prince, 31.

A. PARENT, imprimeur de la Faculté de Médecine, rue M.-le-Prince, 31.

www.ingramcontent.com/pod-product-compliance
Ingram Content Group UK Ltd.
Pitfield, Milton Keynes, MK11 3LW, UK
UKHW021059200726
13857UKWH00003B/1011

9 782012 876972